冠心病防治之路

——一把打开冠心病防治之门的钥匙

刘坤申　编著

北京大学医学出版社

GUANXINBING FANGZHI ZHILU

图书在版编目(CIP)数据

冠心病防治之路:一把打开冠心病防治之门的钥匙/刘坤申编著。—北京:北京大学医学出版社,2006.6 (2007.3重印)

ISBN 978-7-81116-046-8

Ⅰ.冠… Ⅱ.刘… Ⅲ.冠心病—防治 Ⅳ.R541.4

中国版本图书馆 CIP 数据核字(2006)第 053991 号

冠心病防治之路

编　　著:刘坤申
出版发行:北京大学医学出版社(电话:010-82802230)
地　　址:(100191)北京市海淀区学院路 38 号　北京大学医学部院内
网　　址:http://www.pumpress.com.cn
E-mail :booksale@bjmu.edu.cn
印　　刷:北京地泰德印刷有限公司
经　　销:新华书店
责任编辑:常元勋　责任校对:李　珉　责任印制:郭桂兰
开　　本:850mm×1168mm　1/32　印张:8.625　字数:214 千字
版　　次:2006 年 8 月第 1 版　2010 年 5 月第 4 次印刷　印数:15001-21350 册
书　　号:ISBN 978-7-81116-046-8
定　　价:16.00 元

版权所有,违者必究
(凡属质量问题请与本社发行部联系退换)

本书参编人员

籍振国　河北医科大学第一医院　教授　博士

刘　超　河北医科大学第一医院　主治医师

刘　刚　河北医科大学第一医院　主治医师　博士

戚国庆　河北医科大学第一医院　副教授

夏　岳　河北医科大学第一医院　教授

周彩霞　河北医科大学第一医院　主管护师

主题歌

向冠心病患者奉献一颗赤诚的心

—— 白衣天使之歌

我是圣洁的白衣天使
我是驱散病魔的明灯
释放我的全部光和热
让病人找到家的温暖
让患者燃起生的激情
让颗颗有病的心得到阳光雨露
让每个患病的家庭沐浴和煦春风
健康教育宣传科学防病治病
仁者爱人
遍施仁术
普救众生

王银水

向沙漠进军——一篇不寻常的课文

——竺可桢

The Way of Preventing and Curing Coronary Heart Disease

Song of the Medical Workers — Angels in white

I am a holy angel in a doctor's White gown,

I am a bright lamp,

Driving away the demon of diseases,

Setting forth and spreading all my light and heat,

Let the sad patients feel the warmth of home;

Let the invalid rekindle the hope of life;

Let the illness-stricken hearts get sunshine and rainfall;

Let every family of the sick bathe in the gentle spring wind.

For education on Good Health propagates the science of

Preventing and curing illness and diseases.

The benevolent men love the people:

They apply their kind art universally,

To help and save people all over the world.

序

心血管病已是全球第一位的死因，每年造成1700万人死亡，占全球各种原因总死亡的三分之一。冠心病是心血管病死亡中的重要死因之一。在我国，冠心病已是21世纪的流行病。西方发达国家通过生活方式改良，冠心病的发病率和死亡率早已稳步下降，而我国和一些发展中国家，随着经济增长，吸烟、进食过多、饮食结构不合理、运动太少等不健康的生活方式在城乡流行，这使得冠心病的发病率和死亡率正与日俱增，状况令人担忧。然而，冠心病是可防可控的疾病。有我国7000多研究对象参加的一项51个国家的协作研究（Inter-Heart）的结果指出，每10个心肌梗死有9个可被易查易控的9个因素所预测。这9个危险因素包括：血脂异常、吸烟、糖尿病、高血压、腹型肥胖、饮食缺乏蔬菜水果、缺少运动、紧张（以上8个为不利因素）和少量饮酒（保护因素）。只要做好戒烟、降血压和控制高胆固醇，每6个心肌梗死中5个可预防。

抑制冠心病和其他心血管病与日俱增的趋势，关键在预防。宣传并实施健康的生活方式，实施群防群治十分重要。因此，应该大力普及冠心病防治知识，把防治知识交给群众，开展群防群治。

刘坤申教授为资深心血管病专家，身体力行，多年来大力推进冠心病防治，倡导并实施健康的生活方式，提倡"戒烟，管好嘴和迈开腿"。在他编著的《冠心病防治之路》中，处处体现"预防为主"、"防病为先"的原则。在严重难治疗性冠心病的处理中，体现了已故毛泽东主席"战略上藐视疾病，战术上重视疾病"，以及"解决主要矛盾或矛盾主要方面，促进疾病向有利方面转化"的哲学思想，作为冠心病防治的科普读物，相信本书的出版，必将有利于推动我国冠心病的群防群治。

胡大一
上海同济大学医学院
北京大学人民医院
2005.11.2

前　言

我作为资深的心脏病专科医师,多年来苦苦探索冠心病,尤其是心力衰竭的防治之路。多少严重冠心病患者生离死别,多少难治性冠心病心肌缺血和心力衰竭患者起死回生,重现健康和活力,我历历在目。这些阅历日益充实着我与冠心病做斗争的勇气和智慧。近年来,伴随经济增长,不良的生活方式日益滋生和蔓延。这使得高血压、糖尿病、肥胖、高脂血症,尤其是冠心病和脑卒中的发病率和死亡率正与日俱增,状况令人担忧。我决心拿起笔来呐喊:"阻击冠心病大爆发的时刻到了!"

抑制心血管病日益蔓延的趋势,关键在预防。尤其是要动员社区医生、农村基层医生、卫生保健医生、患者和家属等积极参与心血管病危险因素的防治,这是真正的"源头治疗",即"上游治疗"。然而,目前大量卫生资源和千军万马征战的战场却在心血管病的末段——急性冠状动脉综合征、猝死和心力衰竭,这是典型的"下游治疗",劳民伤财,事倍功半!现在卫生工作的重点正向农村、社区转移,亟须言简义明的教材。本书简明并富哲理性、趣味性,全书内容闪烁中华文化和中华医学的光彩,相信本书的出版会"抛砖引玉",点燃基层医生、社区医生、患者和家属等防治心血管病的热情,"一石激起千重浪,四海波涌活水来"。

冠心病是"真老虎",成千上万地"吃人";但是,积极推进健康的生活方式,改善膳食结构,尤其积极采用他汀类药物降低低密度脂蛋白胆固醇，贯彻"预防为主"和"防病为先"的原则，冠心病又是"纸老虎"。近年来，大型临床试验（REVERSAL试验等）已对冠心病防治指明了航向，通过积极有效降脂，证实冠心病是可防、可治、可逆转的疾病。

目前，改良生活方式，防治冠心病的危险因素，坚持正确的药物治疗，尤其大型临床试验证实确属有效的药物治疗，仍是冠心病防治的主要方法。学好用活这些方法，可使大多数病人益寿延年，提高生活质量，并保持健康和活力。

我愿将一颗赤诚的心献给正在与冠心病斗争的患者和家属，献给正在冠心病防治第一线的基层医生。以期坚定青年医生、患者和家属防治冠心病的信念，使他们看到希望和光明，看清防治冠心病的正确道路。当读完此书时，心中可能点燃希望的灯塔，它将照耀战胜疾病的航程，使他们充分调动一切积极因素，克服消极因素，使病情峰回路转，重现光明。

本书可作为社区医生的培训教材。诚然，心脏病学的知识浩如烟海，本书所涉及者仅是沧海一粟，限于作者水平和阅历，本书仅为一家之言，浅薄和错误在所难免，深望专家指正。

刘坤申
于河北医科大学第一医院
2006.2.28

目 录

第一部分　冠心病的发病机制
　　　　——科学探索，漫漫长路 1
1. 到心脏和冠状动脉血管中进行"科学探险" 2
2. "亲历"动脉粥样硬化血栓形成的过程 8
3. 什么是冠心病 15
4. 冠心病的流行病学——危险因素的概念 18
5. 坚持"上游治疗"——冠心病的一级预防 21
6. 抓住徘徊的幽灵——冠心病的主要危险因素 23
7. 冠心病患者的治疗性生活方式改良 29
8. 积极降脂，有效防治冠心病 36
9. 从易损斑块到易损病人——急性冠状动脉
　　综合征防治的新思路 41

第二部分　冠心病的诊断技术——透过现象
　　　　看本质 46
10. 冠心病的诊断技术 47

第三部分　冠心病的常用药物治疗——治病
　　　　必求其本 62
11. 冠心病患者的降脂治疗 63
12. 冠心病伴高血压时的降压药物治疗 72
13. 防治心血管事件的法宝——"青春永驻"的
　　阿司匹林 75
14. 防治心血管事件的法宝——闪光的抗血小板

药物氯吡格雷 78
15. 防治动脉粥样硬化——血管紧张素Ⅱ
    受体拮抗剂的新靶点 81
16. 钙拮抗剂——阻击动脉粥样硬化进展，
    降低心血管事件 84
17. 噻唑烷二酮类：防治糖尿病和动脉粥样
    硬化的曙光 87
18. 血管紧张素转换酶抑制剂——
    心血管病防治的曙光 91
19. β肾上腺素能受体阻滞剂——
    "心脏的保护神" 99
20. 肝素及低分子量肝素在急性冠状动脉综合征
    中的应用 108

第四部分 冠心病的临床类型及诊治经验 112
21. 冠心病心绞痛 113
22. 不稳定型心绞痛的防治 118
23. 变异型心绞痛的诊治经验 123
24. X综合征——微血管心绞痛的诊治经验 126
25. 女性冠心病的特点和诊治经验 129
26. 急性心肌梗死的诊断与应急处理 133
27. 急性心肌梗死的治疗决策 135
28. 急性心肌梗死的药物治疗 139
29. 急性心肌梗死的并发症和相关问题的
    处理 145
30. 冠心病的介入治疗——神奇的疗法 150
31. 冠心病的外科手术治疗——
    冠状动脉搭桥术 153

第五部分　冠心病并发心力衰竭的防治策略 ……… 155
　32．"从危险因素到终末期难治性心力衰竭"
　　　的长程防治策略 ……………………………… 156
　33．逆转心室重构——冠心病心力衰竭防治的
　　　根本措施 ………………………………………… 159
　34．急性心肌梗死的心功能分级 ………………… 168
　35．急性心肌梗死并发心源性休克的治疗 ……… 171
　36．急性心肌梗死并发急性左心衰竭——
　　　何药力挽狂澜？ ………………………………… 177
　37．冠心病伴有高血压和心力衰竭时的
　　　治疗经验 ………………………………………… 182
　38．冠心病伴代谢综合征和心力衰竭
　　　的防治经验 ……………………………………… 187
　39．起搏器辅助治疗冠心病严重心肌缺血
　　　和心力衰竭 ……………………………………… 191
　40．休养生息治心衰，心脏康复不是梦 ………… 196

第六部分　冠心病患者防治心律失常的思考 ……… 202
　41．冠心病并发室上性心律失常的诊治经验 …… 203
　42．冠心病患者并发室性心律失常和心脏猝死的
　　　防治策略 ………………………………………… 207

第七部分　中西医结合治疗冠心病的策略 ………… 213
　43．＂活血化淤法＂治疗心绞痛 ………………… 214
　44．疏肝理气通气机，调和营卫保心脏 ………… 219
　45．益气养阴鼓正气，乘风破浪化淤血 ………… 223
　46．疏肝理气除胸痹，定悸除烦心脏安 ………… 227

第八部分　冠心病防治与养生 232
  47. 冠心病与其他相关疾病 233
  48. 积极防治冠心病的等危症——糖尿病 236
  49. 筑牢预防冠心病的三道防线 241
  50. 冠心病人的修身养生之道——缓解心身
      紧张的减压术 246

附录1　冠心病人的参考食谱 250

附录2　英文专业词汇略语表 253

第一部分 冠心病的发病机制
——科学探索，漫漫长路

　　1841年证实动脉粥样斑块中存在胆固醇。1913年证实，给兔喂胆固醇，可在短时间内产生动脉粥样硬化斑块。

　　关于心血管病危险因素的研究，1948年始于美国一个有名的小城Framingham，1960年报告了第一个心血管病危险因素——吸烟；1961年报告了高胆固醇血症、高血压、心电图异常为危险因素；1967年报告运动降低心脏病危险，而肥胖增加心脏病危险；1970年报告高血压增加卒中危险；1976年报告绝经增加心脏病危险；1978年报告心理因素与心脏病危险相关；1988年报告高密度脂蛋白降低心脏病危险。

　　根据1998年统计资料，中国每年大约有260万人死于心脑血管病，平均每天死亡7000人，每12秒死亡1人。那么导致心血管病爆发性流行的原因（危险因素）是什么呢？——日益蔓延的不良的生活方式。

　　抑制心血管病日甚一日的趋势，关键在预防。防治上述危险因素就是心血管病的"上游治疗"。

1 到心脏和冠状动脉血管中进行"科学探险"

到心脏和冠状动脉血管中去进行"科学探险",这是科学幻想吧?是的。

小溪潺潺归大河

22世纪的某一天,医生们决定派遣一支特殊的科学探险小分队到心脏和血管中去做科学考察,这支小分队的队员都是纳米级的微型机器人,多才多艺的机灵鬼。它们的功能分别为微型摄像机、电生理工作站和化学分析器,每到一处它们都及时将最新的信息发回位于体外的工作总站。

当这些多才多艺的机灵鬼们通过注射器从上下肢的静脉注入血管中时,啊!它们看到了五彩斑斓的世界,蓝红色的血液像山间小溪一样潺潺流动,在它们周围漂浮着大量红色圆盘状、中间薄而透明的红细胞;圆而又圆的像珍珠样晶莹的淋巴细胞;十分巨大像小冰山一样漂浮的巨大白细胞和单核细胞;较小的不规则灰白色漂浮物是血小板。可别小看这些血小板,它们可是引发冠心病发病的幽灵。在这些纳米级的机灵鬼看来,微米级的细胞简直是庞然大物。自此,机灵鬼们与这些伙伴一起,"朝辞白帝彩云间,千里江陵一日还"。它们要顺着血流漂流到心脏,漂流到冠状动脉、全身组织和各个器官。

经过几道防止静脉血倒流的黄白色栅门——静脉瓣后,终于漂流到宽阔的蓝红色"江河",体外工作总站告诉它们,下腔静脉到了。这条蓝红色"江河"就像在蛇皮衬里(内皮细胞衬里)的大管道中缓缓流动,很快望见一个广阔得像大湖一样的心腔,这就是右心房。啊,它们终于看到了从上肢静脉一路漂流进来的机灵鬼们，自上下肢静脉开始的漂流，流经上下腔静脉后，终于在右心房汇合了。

机灵鬼们兴高采烈地欢呼之余，赶快打开计算机阅读关于心脏的信息，以协助机灵鬼们做好心脏的科学考察。

深入心脏的探险

心脏位于胸腔内的纵隔中，居中偏左，稳坐于横膈之上，它是近似圆锥形的空心肌性器官，内有四个心腔，圆锥底部靠右后偏上，有两个薄壁的心腔，是右心房和左心房，中间有房间隔隔开；而近心尖部是两个厚壁的心腔，即右心室和左心室，中间有肌性室间隔隔开。右心房汇集上下腔静脉回流的血液，血液中含有组织中回流的代谢废物，含氧低，红蓝色；位于胸膜后的上腔静脉和位于腹膜后的下腔静脉，均回流至右心房。其中上腔静脉与颈内静脉、颈外静脉相通。右心房正常压力＜10mmHg，当发生心力衰竭时，右心房压力增高，上腔静脉压力也增高，故重度右心衰竭时会发生颈静脉怒张；而下腔静脉与肝静脉直通，当右心房压力增高时，肝静脉压也增高，肝脏增大，出现黄疸，并使肝脏制造白蛋白能力降低，进而使腹腔积液和下肢水肿。

静脉血汇集到右心房后，部分血液缓慢流入右心室；部分血液稍事休息，在右房收缩时，快速通过右心房和右心室之间三瓣叶的瓣膜——三尖瓣，快速流入右心室。右心室位于心脏右前，肌肉较厚、肌小梁较多。右室流出道是位于右心室左上方的狭长廊道，流出道远端有半月瓣——肺动脉瓣，它是防止右心室射出的血液倒流的。右心室的收缩期压力不超过30mmHg，而舒张压不超过10mmHg。当右心室发生心力衰竭时，压力增高，尤其舒张压可超过10mmHg。当右心室收缩时，三尖瓣快速关闭，而肺动脉瓣迅速开放，血流快速流经肺动脉瓣后，进入肺动脉主干、左右肺动脉和左右肺组织的毛细血管内，进行气体交换，释放二氧化碳并吸进氧气。

当血液流过肺组织，进入肺静脉和左心房后，顿感清新，力量倍增，暗红的血液立刻变为鲜红的颜色，兴高采烈。这时血液饱含氧气，一看那颜色鲜红，就知道充满力量，这种血就是动脉血。它们中的部分血液慢慢流入左心室，部分血液稍微休息后，在左心房收缩力的推动下快速流经左心房与左心室间的闸门——二尖瓣，进入收缩力更强大、射血更迅速的左心室。左心室流出道位于基底部，在左心室后上方，流出道内有防止左心室射出的血液倒流的闸门——主动脉瓣。左心室收缩时，收缩压迅速上升，可至100～120mmHg，于是二尖瓣快速关闭，血液迅速冲开主动脉瓣，流入升主动脉、主动脉弓、头臂干的各个大动脉分支和降主动脉及其分支中。升主动脉、主动脉弓是富含弹性的管道，像肺一样，一张一弛地推送血流，像心脏的二级替代血泵一样，源源不断地输送血流流进这些分支动脉，流入全身的重要组织和器官，提供氧气、营养物质，供应全身组织和器官代谢的需要。

冠状动脉探险——精彩瞬间

在心脏射血的一刹那间，驻足主动脉根部的一批机灵鬼们，早已做好冠状动脉考察的准备。无疑，这是本次考察的精彩瞬间。计算机上立刻显示冠脉循环的信息。

冠状动脉分为两支，分别由主动脉根部膨大的左右冠状窦部发出，在心肌表面循行。左冠状动脉发出后，左冠状动脉主干很短，立刻分为两支。前降支居高临下，由左冠状动脉主干直接下行，循行于左右心室分界的前室间沟内，沿途发出分支——对角支和间隔支，对角支供应左心室前壁心肌，而间隔支则供应左心室间隔部心肌；另一支冠状动脉主支称为回旋支,循行于左侧心房心室间的房室沟内,走向心脏后面,向后壁基底部的部分心肌供血,沿途发出分支——钝缘支,向侧壁心肌供血。右冠状动脉由右冠状窦部发出,循行于右侧心房心室间的房室沟内,沿途发出重要分支,窦房结支、锐缘支和后降支,窦房结支向产生心脏最高节律点的窦房结供血;锐缘支向右室前侧壁心肌供血;后降支走行

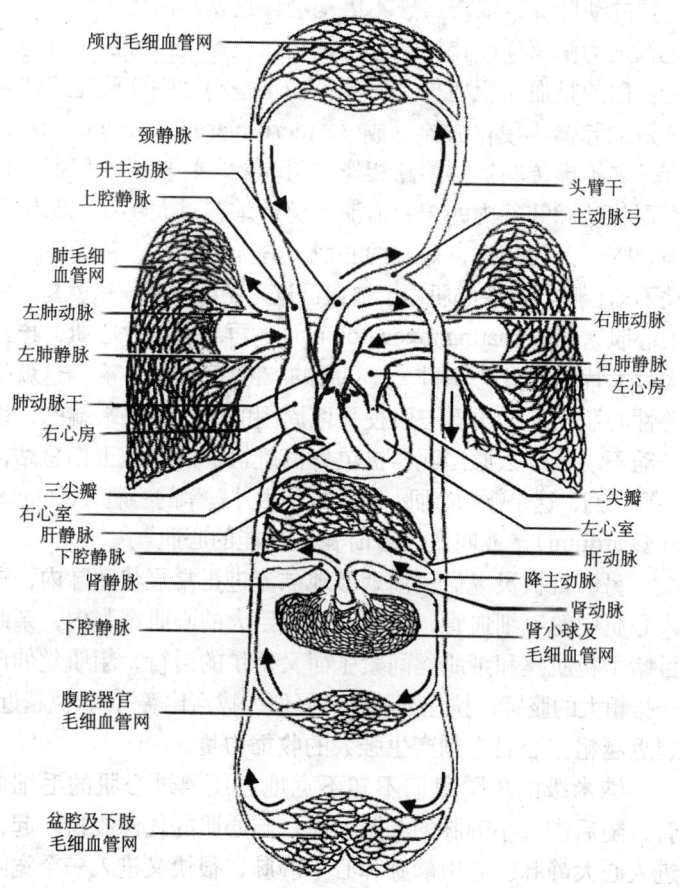

图1. 人体血液循环示意图

于心脏后面，循行于左右心室间的后房室沟内，向后壁基底部心肌和大部分后壁心肌供血。最重要的是，大部分后降支还发出为房室结供血的房室结动脉。

说时迟，那时快，机灵鬼们一溜烟似地漂流进冠状动脉内，进入左冠状动脉前降支，两岸红黄白相间的"蛋糕山"拦住去路。本来像蛇皮衬里（内皮细胞衬里）一样整整齐齐、宽阔的动脉腔，变得残破不堪；啊，这就是内皮损伤！啊，这就是动脉粥样硬化！啊，这就是血栓形成！红的是红色血栓；白的是血小板血栓；而黄色的正是动脉粥样硬化斑块；这是动脉粥样硬化血栓形成（Atherosclerotic thrombosis），真是名不虚传啊！"狭路相逢，勇者胜"！机灵鬼们毫不畏惧冠状动脉峡谷内的湍急血流，勇敢地飘过大峡谷，两岸风声鹤唳，满目疮痍，好好的心肌，并无血色，一片萎黄，一动不动。啊，这些心肌由于缺血已进入冬眠状态，这就是"冬眠心肌"（hibernating myocardium）；再看另一片心肌，已经大片大片的消失，仅剩一些心肌的"断壁残垣"，啊，这就是急性心肌梗死！再看心肌梗死区周围的心肌，好端端的，也一动不动，什么原因呢？机灵鬼们赶快询问体外工作总站，答复它们，这是顿抑心肌，即受损伤后"昏晕的心肌"（Stunned myocardium），或叫做"暂时丧失功能的心肌"。

另一批机灵鬼们一溜烟似地漂流进正常冠状动脉内，进入心肌中的毛细血管，然后又飘进巨大的心肌细胞内，亲眼目睹了粗肌丝和细肌丝间紧张而又繁忙的滑行，粗肌丝伸出一排粗大的胳臂，拉住细肌丝，好似"拔河比赛"，越拉越近，越近越粗，心肌立刻产生强大的收缩力量。

纳米级的机灵鬼们不知不觉地已经漂过心肌的毛细血管，随后进入小静脉的潺潺血流，与心肌的代谢废物一起，进入心大静脉、心中静脉和心小静脉，很快又进入一个宽阔的"湖面"。啊，它们又回到了原来从上下腔静脉飘流汇合时欢呼雀跃的"大湖"——右心房!

"两岸猿声啼不住,轻舟已过万重山"。

它们又周而复始的按下列路线循行。从下腔静脉或上腔静脉→右心房→右心室→肺动脉→肺组织的毛细血管床→左右肺静脉→左心房→左心室→升主动脉(心肌循环:始自左右冠状窦→左右冠状动脉→心肌的毛细血管→冠状静脉→冠状静脉窦)→主动脉弓→头臂干(供应上肢和头部器官)→降主动脉→肺支气管动脉、肝动脉、肾动脉等,经由毛细血管,释放氧气,供应全身各个组织和器官(肺组织、心肌、大脑、肝脏、肾脏、腹部器官和上下肢)营养物质,并带走代谢废物,然后回到静脉。

"滚滚长江东逝水,浪花淘尽英雄"。

当纳米机器人随滚滚血流流经肾脏时,纳米机器人随尿液排出体外;在涓涓细流的血液循环流经各个器官的过程中,纳米机器人也随胆汁、胃液、肠液、粪便、痰液、汗水等排出体外。

(刘坤申)

2 "亲历"动脉粥样硬化血栓形成的过程

当纳米机器人随血流流经睾丸和卵巢时,"意外事件"发生了。

纳米机器人竟像受到强大的磁力吸引一样,像鱼群一样涌入了精细胞和卵细胞。这意味着纳米机器人将在人体内"代代遗传,万世不竭"。这可急坏了管理体外工作总站的科学工作者。于是科学工作者紧急修订纳米机器人的"运行程序",使它们在新诞生的生命中仅仅运行一代,专司观察动脉粥样硬化血栓形成的全过程。

学者们说"动脉粥样硬化是始于婴儿的一组长剧";"内皮细胞功能障碍是动脉粥样硬化的序幕和始动环节";"过多的氧化低密度脂蛋白是动脉粥样硬化血栓形成的罪魁";"巨噬细胞和平滑肌细胞吞噬内膜下的氧化低密度脂蛋白成为泡沫细胞是动脉粥样硬化长河中的层层巨浪";"动脉粥样硬化斑块的初始改变是婴儿血管内膜下由泡沫细胞形组成的脂纹";"脂纹变为纤维硬化斑块,斑块破裂后血栓形成,这才是这组长剧的顶点和高潮"。

"长剧"真的是这样吗?纳米机器人要亲临现场看个"究竟"。

伴随着精细胞和卵细胞的结合,很快一个新的生命呱呱坠地了。在新生儿血管中,纳米机器人们目不转睛地盯着血循环中的每个细胞的精细变化,盯着血循环中的各种生物活性物质的瞬间演变,观察血管内皮细胞变化的"蛛丝马迹"。另一些纳米机器人早已在血管内皮细胞中的关键部位"站岗放哨",专司观察血管内膜下的脂纹发生和动脉粥样硬化血栓形成的全过程。

血液循环中神秘的大颗粒——脂蛋白

很快，纳米机器人们在婴儿的血液中发现了一种神秘的圆形"大颗粒"，这种大颗粒既含有脂质，又含有蛋白质。正是因为这种圆形的大颗粒中的蛋白质具有"亲水的表面"，不溶于水的脂质"油滴"才能藏在蛋白质中，在血液中自由地运输。啊，它就是脂蛋白！那最大颗粒的脂蛋白是乳糜粒（CM），其次是极低密度脂蛋白（VLDL）和低密度脂蛋白（LDL），而颗粒最小的脂蛋白是高密度脂蛋白（HDL）。体外工作总站特意提醒它们，尤其要注意一种受到氧化的大颗粒——氧化低密度脂蛋白（Ox-LDL），它是导致动脉粥样硬化的"罪魁"。啊，纳米机器人终于亲眼看到了一种圆形大颗粒正在攻击内皮细胞，它就是氧化低密度脂蛋白！它攻击内皮细胞后，使内皮功能受损，并借机进入内膜下层，久而久之，内膜下层形成的脂纹渐渐涨大；而颗粒最小的是高密度脂蛋白，纳米机器人亲眼看到，它们时时刻刻在与氧化低密度脂蛋白做"针锋相对"的斗争，它能保护内皮细胞免受氧化低密度脂蛋白损害。真的，高密度脂蛋白像清洁夫一样，正在清除"垃圾"——坏胆固醇，保护内皮功能，"吮吸"动脉粥样硬化斑块的胆固醇后，斑块不断缩小。

对立统一的内皮功能，维持血液和血管壁间的平衡和稳定

纳米机器人考察发现，血液和血管壁之间有一层像蛇皮一样的细胞，组成一层平滑而细腻的结构，完整地覆盖着血管内膜，它就是血管内皮。血管内皮可是真大，平铺开来像一个足球场那么大。它不仅是血液和血管壁之间的屏障，更是全身最大的内分泌器官，它分泌许多互相制约、互相依存、对立统一的生物活性物质，维持血管正常的畅通状态，维持内皮功能稳定，维持血管张弛有度，使血液川流不息。

例如，血管内皮分泌一氧化氮（NO），起着保护内皮细

胞功能，扩张血管，抗血小板聚集作用；分泌组织型纤溶酶原激活物（tPA），起着抗凝、抗栓、保护内皮细胞的功能作用；分泌前列环素（PGI2）和内皮源性血管舒张因子（EDRF），起着扩张血管，保护内皮细胞功能，抗血小板聚集作用；这些均有益于维持血管内皮的健康状态，形成抗血小板聚集、抗凝、抗栓、抗炎症的"非血栓化表面"。

另一方面，血管内皮也分泌内皮素Ⅰ（ETI）和血管紧张素Ⅱ（AngⅡ），它们是体内强大的血管收缩因子；分泌血栓素A2（TX A2）和组织型纤溶酶原激活物抑制物-1（PAI-1），它们是体内强大的促进血小板聚集、促栓、促凝和促进血管收缩的因子；合成和分泌多种细胞因子和生长调节因子，如白细胞介素-1、-6、-8（IL-1、-6、-8）、单核细胞趋化蛋白-1（MCP-1）和集落刺激因子，它们是体内重要的炎症因子。这些炎症因子还包括血小板源性生长因子-A、-B（PDGF-A、-B）、胰岛素样生长因子-1（IGF-1）、转化生长因子-β（TGF-β）、细胞间粘附因子-1（ICAM-1）、血管细胞粘附因子-1（VCAM-1）等。

专司生化检验的纳米机器人发现，内皮细胞的工作复杂而繁忙！健康的内皮细胞有助于维护血管内皮抗凝、抗栓、抗炎症的生物活性物质与促凝、促栓、促炎症的生物活性物质之间的平衡，有益于维持血管内膜的健康稳定，有益于形成抗血小板聚集、抗凝、防栓、抗炎症的"非血栓化表面"，维持血管正常的扩张畅通状态。相反，血管内皮受到损害或功能障碍时，内皮细胞的功能却"风云突变"，更多地分泌许多损害血管内皮功能的生物活性物质，如内皮素1、血栓素A2和组织型纤溶酶原激活物抑制物，它们是体内强大的促进血小板聚集、促栓、促凝和促进血管收缩的因子；更多分泌多种细胞炎症因子，它们是体内强大的炎症细胞因子，会进一步损害血管内皮细胞功能，促进单核细胞和中性粒细胞等炎症细胞穿越内皮细胞移行到内膜下层。

内皮细胞功能障碍是脂纹形成的的始动环节

这些有害的炎症因子损害血管内皮细胞，使健康状态下血管内皮细胞抗血小板聚集、抗凝、抗栓、抗炎症的"非血栓化内膜表面"，变为血管内皮受损后易凝、易栓、易生炎症的"血栓化表面"；并使内皮细胞更易受到炎症因子的黏附和攻击，促使大量脂质和炎症细胞"鱼贯而入"，进入内膜下层。单核细胞尾随其后，大量吞噬脂质成为泡沫细胞，于是血管内膜下脂纹就发生了。

纳米机器人已经看出"端倪"，内膜和中膜是脂纹形成的关键部位。内皮下层是由断续的弹力纤维板、胶原纤维和少量的平滑肌细胞组成的结构。平滑肌细胞不断向脂纹处迁移，大量吞噬氧化低密度脂蛋白成为泡沫细胞。不断增大的泡沫细胞群使血管内膜下脂纹渐渐长大。中膜是由平滑肌细胞和弹力纤维组成的结构，中膜的平滑肌细胞不断向内膜下迁移，"捕食"脂质也成为泡沫细胞，使内膜下脂纹增大。

脂纹是动脉粥样硬化斑块形成的开幕式

啊，纳米机器人亲眼目睹了氧化的低密度脂蛋白和单核细胞"鱼贯而入"进入内皮下层的全过程。单核细胞进入内皮下层成为巨噬细胞，巨噬细胞和平滑肌细胞大量吞噬氧化低密度脂蛋白后成为泡沫细胞。它们因胞浆中含有大量泡沫样的脂质，故名泡沫细胞。泡沫细胞越聚越多，婴儿平滑的血管内皮下竟然聚集起黄色的斑点，这就是"脂纹"。啊！婴儿这么年轻的生命，动脉粥样硬化就开幕了。

是的，日复一日，年复一年，孩子长大了。纳米机器人亲眼目睹了脂纹"聚土成山，聚水成川"，久而久之，聚集成多个黄白色大斑块的全过程。

动脉粥样硬化血栓形成是长剧的高峰

至此，纳米机器人仍然不明白"动脉粥样硬化血栓形成"的细节到底是怎么回事？看来它们的使命仍然任重道远。

　　冬去春来，数十年过去了。纳米机器人通过长久观察发现，泡沫细胞"越吃越胖"，"越涨越大"，终于有一天，泡沫细胞涨破了。大量脂质聚集在血管内膜下，堆积得像小山丘一样，这就是像蛋黄一样的胆固醇"脂库"。啊，这就是"脂核"！纳米机器人看到，平滑肌细胞不停向脂核处迁移，并且不断分泌胶原纤维把脂核包绕起来，在脂核内膜侧更是早已覆盖好了完整的血管内皮细胞，并且平滑肌细胞不停地向脂核内膜侧迁移，胶原纤维也不停地分泌出来，完整地覆盖了脂核。真是"早已森严壁垒，更加众志成城"。依赖完整的血管内皮细胞和平滑肌细胞的保护机制，动脉粥样硬化形成的"内幕故事"潜移默化，神鬼莫知。患者虽然动脉粥样硬化斑块在身体内持续进展，但青春年少，活力旺盛，浑然不知。

　　但是，"纸是包不住火"的。终于有一天，"山下旌旗在望，山头鼓角相闻"，现在患者已经不是呱呱坠地的婴儿，而是壮志未酬的歌王，叱咤风云的体坛巨星、财界巨子，热血沸腾，血压剧升，"惊涛裂岸卷起千堆雪"，完整的血管内皮细胞和平滑肌细胞组成的"内膜保护长堤"再也抵挡不住这种"惊涛裂岸"的冲击。"千里长堤溃于蚁穴"，在斑块与正常血管内膜交界的"肩部"，终于冲出裂口，血液循环中的血小板立刻将裂口封堵，裂口戴上"白色的帽子"，这就是血小板血栓！

　　"一石激起千层浪"，血小板血栓形成的瞬间，立刻释放血小板因子，释放大量儿茶酚胺和血管紧张素Ⅱ，并激活了内皮细胞释放内皮素Ⅰ（ETI）、血栓素A2（TX A2）和组织型纤溶酶原激活物抑制物-1（PAI-I）的过程，它们是体内强大的促进血小板聚集、促栓、促凝和促进血管收缩的因子；并且更多分泌多种细胞炎症因子，如白细胞介素-1、-6、-8（IL-1、-6、-8）、单核细胞趋化蛋白-Ⅰ（MCP-I）等，它们又是体内强大的炎症因子，进一步损害血管内皮功能，促进单核细胞和中性粒细胞等炎症细胞移行到破裂的斑块处，并进一步激活凝血酶和凝血的级联过程，使白色血栓进而变为红色的血栓。当血栓部分阻塞冠状动脉或脑动脉的血流时，患者表现为急性心肌缺血（急性冠状动脉综合征）或急性脑缺血；随着血栓增大，完全阻塞冠状动脉或脑动脉的血流时，急性心肌梗死或脑梗死就发生了。

出师未捷身先死，常使英雄泪满巾！

"风云突变"，一瞬间心脏猝死或脑中风旋踵而至。一场决定命运的心脏事件使"叱咤风云的体坛巨星、财界巨子"过早离开了舞台，过早离开了人间。这一切使人们"痛定思痛"，是可恶的动脉粥样硬化血栓形成过程演绎了这血淋淋的一切。

注解：动脉粥样硬化最早期的变化仅为内皮细胞功能障碍，这有利于氧化低密度脂蛋白进入内膜下层。另外，内皮功能障碍激活单核细胞，使之迁移至内膜下层变为巨噬细胞，吞噬进入内膜下层的脂质，形成泡沫细胞，进而形成脂质条纹，并最终发展成粥样斑块（图2）。病变主要累及主动脉、冠状动脉、脑动脉、肾动脉等大中型肌型和弹力型动脉，最终导致管腔狭窄或完全堵塞，造成重要器官缺血缺氧、功能障碍或机体死亡。斑块破裂和血栓形成是导致心血管事件的重要机制。动脉粥样硬化是一个复杂的病理过程，从发病到出现临床心血管事件需经历数十年时间（图2）。

在这里，务必恳请读者原谅，为使枯燥乏味的心脏解剖学、生理学和病理学描述得妙趣横生，使读者兴趣为之一振，作者在上述两篇中采用了科幻故事来创作生动的画面。但是，为了科学真实地叙述防病治病的经验，本书下面章节不再采用科幻故事的形式，作者将采用朴素的语言，真实地描述冠心病防病治病的各个侧面。

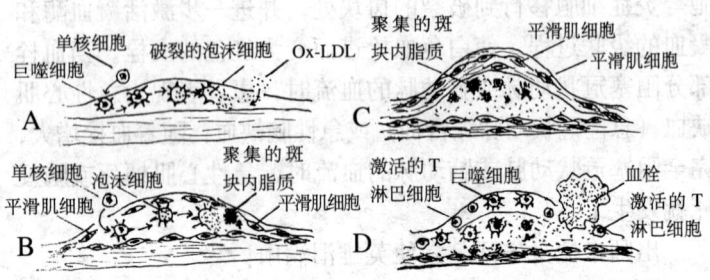

图2. 动脉粥样硬化和血栓形成示意图

A. 形成脂纹的过程。由于内皮功能障碍，Ox-LDL进入内皮下，同时单核细胞进入内皮下吞噬Ox-LDL变为泡沫细胞。
B. 中膜的平滑肌细胞进入内膜下，随着脂质积聚，斑块变大。
C. 纤维硬化斑块，纤维帽厚，内有大量平滑肌细胞。
D. 纤维帽平滑细胞减少或消失，大量炎症细胞浸润，斑块破裂，血栓形成。

（刘坤申）

3 什么是冠心病

心脏是饱含血液的血淋淋的脏器,"近水楼台先得月,难道还会缺血吗?"

是的,心脏不但会缺血,而且心脏是最易缺血、最怕缺血、缺血会立刻危及心肌、危及生命。您想,心脏是体内一刻不停搏动的"血泵",是全身血液循环和生命维系的动力之源,这种强烈搏动的能量来源于哪里?正是来源于心脏自身冠状动脉的丰富供血。冠状动脉一旦供血受到限制,供血减少或供血停止,心肌缺血、心肌坏死或心脏骤停会旋踵而至。

冠心病就是心肌缺血或心肌坏死导致的心脏病。它是冠状动脉粥样硬化心脏病的简称,也称为冠状动脉心脏病(coronary heart disease)或缺血型心脏病(ischemic heart disease)。冠心病的主要病因是冠状动脉动脉粥样硬化斑块或斑块破裂血栓形成,阻塞冠状动脉管腔,部分或完全阻断动脉血流,造成心肌供血不足或血流完全中断,使心肌缺血或心肌坏死的临床综合征。

世界卫生组织(WHO)将冠心病分为以下5型。

1. **无症状性心肌缺血** 患者无症状,但是休息状态或活动时心电图有心肌缺血的表现,即ST段有水平型或下垂型ST段压低,T波低平或倒置;或核素心肌显像具有心肌缺血的表现。这部分患者虽无典型心肌缺血症状,但是运动时仍有劳动能力降低,气短或不典型呼吸困难。正是因为心肌缺血症状不典型,不足以引起患者警觉和注意,因此,他们是心脏猝死的危险人群。

2. **心绞痛** 在劳力的当时发生一过性心肌供血不足的表现,出现胸骨后烧灼样、压榨样疼痛,紧缩感、压迫感或莫名其妙的不适，时间多为3～5分钟。休息或含化硝酸甘油后可以缓解。

3．**心肌梗死** 是因冠状动脉闭塞引起心肌缺血坏死所致，症状严重，表现为剧烈胸痛、大汗、血压降低、休克、严重心律失常、心力衰竭或突然死亡。

4．**缺血性心肌病** 由于长期慢性心肌缺血，心肌纤维化，出现心腔扩大、心律失常和心力衰竭。

5．**心脏猝死** 因原发性心脏骤停猝然死亡，多因严重心肌缺血引起严重室性心律失常致死。

近年来学术界主要在下述概念方面进行了更新：将心绞痛分为稳定型心绞痛和不稳定型心绞痛；将心肌梗死分为ST段抬高的心肌梗死和非ST段抬高的心肌梗死；将不稳定型心绞痛和心肌梗死统称为急性冠状动脉综合征。

稳定型心绞痛，又称稳定劳力型心绞痛，每次发作3～5分钟，时间较短，程度较轻，数日或数周发作一次或几次，冠状动脉壁内的斑块稳定，斑块内膜侧的纤维帽厚而坚实，不易破裂。可以比作"厚皮饺子，经久耐煮"。病人在长时间内病情稳定，仅仅在运动量偶尔超过冠状动脉供血能力时，心绞痛才会发作，心绞痛发作次数较少，病情稳定。

不稳定型心绞痛发作次数多，每次发作5～10分钟以上，冠状动脉壁内的斑块不稳定，往往有内膜破裂和不完全堵塞的血栓，很小运动量即超过冠状动脉供血能力，心绞痛极易诱发，或发作次数较前明显增多，病情不稳定。多数病人有"山雨欲来风满楼"的感觉，很快入院或找医生。少数病人经过短时间发作后突发急性心肌梗死；或病情迅猛，未及就医，倒地而死，即心脏猝死。不稳定型心绞痛包括：（1）变异型心绞痛 心绞痛发作时伴有ST段短时间抬高，每次发作时间长达10分钟以上，具有定时发作的趋向；（2）初发劳力型心绞痛 在1～2个月之内发生的心绞痛，心绞痛发作次数多，每次发作3~10分钟；（3）恶化劳力型心绞痛 不稳定型心绞痛主要是指本型，心绞痛极易诱发，发作次数较前明显增多，程度明显加重，病情不稳定；（4）自发性心绞痛 心绞痛仅仅在休息时或夜间发作，发作时无血压和心率的升高。自发性心绞痛和变异型心绞痛多数有冠状动脉痉挛的因素，钙拮抗剂有良好疗效。

急性心肌梗死分为ST段抬高的心肌梗死和非ST段抬高的心肌梗死。前者是冠状动脉内膜破裂，发生完全堵塞的红色血栓，往往发生完全透壁的心肌梗死，病情迅猛，心电图表现病理性Q波和ST段抬高的动态演化过程，需要紧急采用静脉溶栓或用心导管（PTCA，支架）开通完全闭塞的冠状动脉；而非ST段抬高的心肌梗死往往冠状动脉内有不完全堵塞的白色（血小板血栓）或红色（红细胞血栓）血栓，病情迅猛程度稍缓和，可暂时采用内科保守治疗，即抗凝、抗栓、抗血小板（阿司匹林、低分子肝素）治疗，以防止不完全堵塞的白色或红色血栓进一步增大，完全堵塞管腔，造成急性心肌梗死或心脏猝死，使病情"风云突变"。

内经云："邪之所凑，其气必虚，正气存内，邪不可干"。

其义为：病魔侵入机体，正是乘虚而入，增强体质，无虚可乘，才能防病御病于"躯体之外"。

在冠心病的发病和病情演变过程中，矛盾错综复杂，病情相互转化，患者欲"把握病情，胜券在握"，必须注意克服冠心病的恶化因素和主要危险因素。"洁身自好，内强素质，才能把握错综复杂的病情变化，防病御病"。

这叫做"以不变应万变，正气存内，才能邪不可干"。

（刘坤申）

4 冠心病的流行病学——危险因素的概念

黄帝内经曰:"治病必求其本"。

随着经济的增长,冠心病已经取代传染病成为当今世界的第一大流行病。根据2002年公布的《世界卫生报告》,全球每年因心血管病死亡1700万人,居全球各种死因之首,已对人类健康构成重大威胁,并成为全球重大的公共卫生问题。根据1998年的统计资料,中国每年大约有260万人死于心脑血管病,平均每天死亡7000人,每12秒死亡1人。那么导致心血管病爆发流行的原因(危险因素)是什么呢?

关于心血管病危险因素的研究,1948年始于美国一个有名的小城Framingham,经过10余年的研究,1960年报告了第一个心血管病危险因素——吸烟;以后又相继报告了高胆固醇血症、高血压、心电图异常为危险因素(1961);运动降低心脏病危险,而肥胖增加心脏病危险(1967);高血压增加卒中危险(1970);绝经增加心脏病危险(1976);心理因素与心脏病危险相关(1978);高密度脂蛋白降低心脏病危险(1988)等。

目前文献中使用"危险因素"一词时涵盖3种含义:(1)某种暴露因素(暴露因素,流行病学术语,指患病人群所处的环境因素)水平升高与疾病发病率增高相关联,但这种因素不一定是发病因素(病因),也可能只是危险的标志物;(2)某种因素(暴露因素)水平升高增加疾病的发病率,即是发病的决定因素;(3)一种决定因素,通过干预降低其水平,可以降低疾病的发病概率。危险因素一般指(2)和(3)。

确立暴露因素与疾病发病的因果关系常用流行病学前瞻性研究的方法进行因果推断。参考原则是:(1)一致性:在不同人群、不同地点、不同时间、不同环境中均能重复该暴露因素与疾病发病的关联性；(2) 强度：关联强度可通过计算相对危险或绝对危险表示。相对危险是指有该暴露因素的人群与无该因素人群发病概率的比值；而绝对危险一般是指10年内发生冠心病的概率；(3) 独立性：指暴露因素与某种疾病发病直接相关联，不通过另外因素的介入发生关联；(4) 特异性：指暴露因素只与某种疾病发病相关，而与另外疾病无关；(5) 前后因果关系：必须暴露因素在前，发病在后；(6) 剂量-反应关系：指暴露因素的强度与疾病的相对危险呈现生物学梯度关系；(7) 病因推断在生物学上具有合理性；(8) 实（试）验研究支持存在因果关系，如给予动物喂食胆固醇得到动脉粥样硬化斑快形成的实验依据；而通过他汀类积极降低胆固醇使冠心病和心脏事件大幅度降低。这样，即证实了胆固醇与动脉粥样硬化的清晰的因果关系。

1999年我国城市和农村男性35～74岁人群心血管病总死亡率分别为389/10万和413/10万；冠心病死亡率分别为106/10万和64/10万；脑卒中死亡率分别为217/10万和243/10万。而同期美国同年龄段男性人群心血管病总死亡率为360/10万；冠心病和脑卒中的死亡率分别为230/10万和41/10万。因此，心血管病已成为威胁我国国民健康的重大卫生问题。与美国不同，我国人群心血管病发病的明显特点是脑卒中发病率和死亡率高于冠心病。但是，心血管病本质是动脉粥样硬化。

西方主要发达国家通过生活方式改良，冠心病的发病率和死亡率早已稳步下降，说明冠心病是可防可控的疾病。在心血管病死因中3/4是因为吸烟、高血压和高胆固醇血症所致。在我国随着经济增长，吸烟、摄食过多、饮食结构不合理、运动过少等不健康的生活方式在城乡流行，这使得心血管病发病率与日俱增。

防治的关键在预防。政府、学会、社区、家庭、新闻媒体、医疗卫生机构等必须把宣传和实施健康的生活方式放在头等重要位置来抓，从源头抓起，彻底改良生活方式，才能抑制心血管病发病率和死亡率与日俱增的势头。这就是冠心病的"上游治疗"。

（刘坤申）

5　坚持"上游治疗"——冠心病的一级预防

黄帝内经云:"上工治未病"。

"上工"就是良医,良医治病就要在病人未发病之前开始防治。

令人震惊的是,面对冠心病发病和死亡愈演愈烈的严峻挑战,中央和地方,中医和西医,一级、二级、三级医院均"磨刀霍霍",准备大干快上冠状动脉介入治疗,以迎接冠心病发病的新高潮。这种策略"轰轰烈烈,劳民伤财,事倍功半",不是"上工治未病",而是"下工治末病"(下工,下等医生,治末病,治疗疾病的下游和末段),是彻头彻尾的"下游治疗"。

因此,对于我们13亿人口的大国,必须彻底转变"千军万马、大量资源"单纯抢救心血管病末段(急性冠状动脉综合征、心脏猝死、心力衰竭)的"下游治疗"策略。转而采用"大兴健康的生活方式"和"大力防治冠心病危险因素"的新策略。

最近卫生部公布的"中国居民健康与营养状况调查"显示,中国高血压和血脂异常人群双双达到1.6亿。1984~1999年的15年间,北京市成人的总胆固醇水平增加40mg/dl,增幅为24%。同期北京市35~44岁心肌梗死的病死率增加154%,导致死亡率上升的原因77%是由胆固醇升高所致。这难道还不令人震惊吗?

20世纪50~70年代,我国长时间实行粮米油盐定量供给的制度,主食以粮食蔬菜为主,强体力劳动和低能量摄入,使身体没有多余的脂肪储存,国民普遍精瘦,冠心病极少。经过改革开放20余年的发展,鱼、肉、油、蛋为主的高热量膳食和静坐不动,汽车代步的生活方式普遍流行,促成我国的超重人群猛增到2亿,高血压和血脂异常人群均达到1.6亿,因此,也就迎来了生活方式相关性疾病——冠心病和其他心脑血管病发病的新浪潮。

根据2004年公布的中国有7000多研究对象参加的一项国际心脏研究(Inter-Heart)的结果表明,90%的心肌梗死可由9个易查易控的危险因素所预测。这9个危险因素包括:血脂异常、吸烟、糖尿病、高血压、腹型肥胖、日常生活缺少运动、饮食缺乏蔬菜水果、紧张(以上8个为不利因素)和少量饮酒(保护因素)。只要做好戒烟、降低血压和控制高胆固醇,每6个心肌梗死中有5个可预防。

因此,我们应该像抗击洪水"封山育林、植树种草"一样,坚持心血管病的"上游防治"策略。从婴幼儿出生到急性冠状动脉综合征和心力衰竭的出现,从危险因素侵害到动脉粥样硬化血栓形成的全过程,需要经过数十年的岁月。因此,在这数十年的岁月中,有足够的时间防治危险因素,预防冠心病终末事件的发生。

根据美国疾病预防控制中心的预测,单靠药物治疗要使美国人平均寿命延长1年,需要上百亿到上千亿美元,而采用健康的生活方式可使美国人平均寿命轻易延长10年。足见预防疾病和采用健康生活方式十分重要。这点对于冠心病的一级和二级预防均十分重要,见"冠心病人的修身养生之道——缓解心身紧张的减压术"。

我们必须从青少年抓起,坚持不懈地大力防治冠心病发病的主要危险因素,见"抓住徘徊的幽灵——冠心病的主要危险因素",它们就是徘徊在我们身边致病的幽灵。抓住幽灵,积极防治,就是心血管病的"上游防治"策略。

(刘坤申)

6 抓住徘徊的幽灵——冠心病的主要危险因素

目前，我国冠心病发病率和死亡率与日俱增，是多种危险因素综合作用所致。这些危险因素，就是徘徊在我们身边的"幽灵"。因此，抑制冠心病和其他心血管病与日俱增的趋势，关键在预防，关键是抓住这些"幽灵"。

抓住徘徊的幽灵——高脂血症

1841年Vogel证实动脉粥样斑块中存在胆固醇。1913年Antischkow等首次证实，给兔喂胆固醇，可在短时间内产生动脉粥样硬化斑块。

因此，科学家们推论，人类动脉粥样硬化斑块形成是由于血液中升高的胆固醇所致。后来通过流行病学和大型临床试验发现，血清低密度脂蛋白胆固醇（LDL-c）升高和高密度脂蛋白胆固醇（HDL-c）降低是冠心病的主要危险因素，血清低密度脂蛋白胆固醇（LDL-c）和总胆固醇越高，冠心病和其他器官动脉粥样硬化事件（心血管事件）的危险就越大，即冠心病、脑血管病（中风）和肾缺血就越多。研究发现，众多的高脂血症（即高胆固醇血症、高低密度脂蛋白胆固醇血症和低高密度脂蛋白胆固醇血症）的患者，正是由不良的生活方式所致。摄食过多的胆固醇和缺少运动是造成体内脂肪堆积和血脂异常的主要原因。

因此，"迈开你的腿"多多运动，可以消除肥胖，降低血清低密度脂蛋白胆固醇，并升高高密度脂蛋白胆固醇；"管住你的嘴"就是少吃或不吃过多的动物脂肪，限制每天脂肪和糖等热量摄入过多，少吃高胆固醇的饮食。对于过度肥胖的代谢综合征患者，应该"量出为入，宁少勿多"，即尽量保持热量的负平衡,使体重逐渐下降,把每天摄入的过多热量"走掉"。即倡导健康的生活方式,强化生活方式改良是抓住高脂血症——这个发病幽灵的关键。

抓住徘徊的幽灵——高血压

高血压是指收缩压≥140mmHg和/或舒张压≥90mmHg。美国Framinghan研究显示,高血压使冠心病死亡的危险度升高1.5～2.0倍。已有数项前瞻性病理研究表明,生前高血压患者与正常血压相比,主动脉和冠状动脉粥样硬化斑块的病变更重;生前血压水平是死后动脉粥样硬化程度的预测因子,血压越高,主动脉和冠状动脉粥样硬化病变越重。随着步入中老年,收缩压升高,而舒张压降低,脉压(收缩压-舒张压)增大,它是大动脉硬度增加的标志,是冠心病和其他心血管疾病的另一个重要的危险因素,它预测冠心病和其他心血管疾病的价值可能超过收缩压和舒张压本身。我国高血压是脑卒中的最重要危险因素,3/4的高血压患者死于脑卒中。随着收缩压升高,心肌梗死和脑卒中的发病率呈指数曲线上升(越升越陡);根据国际高血压最佳干预研究(HOT)结果,当舒张压降到最适宜水平后,心血管疾病的危险性降低30%;而根据中国老年单纯收缩期高血压干预研究(Syst-China)结果,收缩压降低9.1/3.2mmHg,使脑卒中的危险性降低38%,所有心血管疾病的危险性降低37%,每千人治疗5年,可减少中风39人,减少所有心血管疾病59人。

抓住徘徊的幽灵——糖尿病

糖尿病与非糖尿病患者相比,冠心病发病和死亡的危险分别升高2～4倍,糖尿病患者急性心肌梗死后的死亡危险比非糖尿病患者高2～3倍,2型糖尿病通常有无症状的高血糖期,包括空腹血糖异常(IFT)和糖负荷(或饱餐后)的糖耐量异常（IGT）。这时冠心病等心血管疾病的发病危险已经明显增加。后者实际上是正常血糖向糖尿病的过渡期。同时，这些患者体内明显存在高胰岛素血症（即胰岛素抵抗），已有数项研究显示，高胰岛素血症与冠心病发病和死亡的危险性升高独立相关。

在芬兰进行的2型糖尿病7年随访结果表明，糖尿病与非糖尿病患者相比，冠心病发病的危险性，男性高出3～4倍，女性高出8～11倍。更为重要的是，无心肌梗死而有2型糖尿病的患者，通过7年随访，其心脏事件的发病率与有心肌梗死而无2型糖尿病的患者相等，因此美国国家胆固醇教育计划成人组第3次报告（NCEP ATP Ⅲ）将2型糖尿病列为"冠心病的等危症"。一些学者认为，"糖尿病就是心血管疾病。"

抓住徘徊的幽灵——吸烟

现吸烟者致死性冠心病的危险性升高70%，非致死性冠心病的危险性升高2～4倍。在血清胆固醇≥200mg/dl的患者，吸烟可显著增加冠心病的发病危险（心绞痛、心肌梗死、冠心病猝死），每日吸烟10～19支，冠心病发病的相对危险（与不吸烟者相比）为2.4，而每日吸烟20支以上者，冠心病发病的相对危险为2.7。吸烟量与冠心病的发病危险呈剂量-反应关系，即每日吸烟量越大，冠心病发病危险性越高。本人不吸烟而被动接受烟雾者同样增加冠心病的危险性。吸烟烟雾增加冠心病发病危险性可能与其升高血液中氧化低密度脂蛋白（Ox-LDL），损害内皮功能有关。

美国有一个小城，下了一条戒烟令，半年内心肌梗死的发病率与过去同期相比下降50%，与相临小城相比下降60%。清晨，我在居住的小区路遇一位长者，曰："每次吸烟时心前区总是火辣辣的，像吃了辣椒面一样，什么原因？"我答曰：

"这是心绞痛,请您戒烟!"长者不以为然。数月后果然患心肌梗死,才痛定思痛,决心戒烟。时间就是心肌,时间就是生命,尽快戒烟,不容迟疑!

抓住徘徊的幽灵——运动过少、肥胖和代谢综合征

日渐加速的城市化生活方式,迅速消亡的"日出而作,日落而息"的田园牧歌式劳作与生活,膳食中日渐增多的动物脂肪,体力劳动减少,而供应热量却与日增加,超重和肥胖人群日益增多,这使得美国1998年在"超重和肥胖的检查、评估和治疗的临床指南"中提出,"肥胖可能代替吸烟成为美国人的最大杀手"。肥胖不但与冠心病发病危险性密切相关,而且增加高血压、糖尿病、胰岛素抵抗、高脂血症、脑卒中、胆囊疾病、骨关节病、高尿酸血症、血浆纤维蛋白原增高、睡眠呼吸暂停综合征以及子宫内膜癌、乳腺癌和结肠癌发病的危险性。有一句名言一语道破天机,"腰带越长,寿命越短"。

多项研究表明,经常性体育活动可以降低血压,增加胰岛素敏感性,减轻体重,降低血脂,降低血液的凝固性。经常性体育锻炼使血清总胆固醇降低6.3%,低密度脂蛋白胆固醇降低10.1%,高密度脂蛋白胆固醇升高5%,而总胆固醇/高密度脂蛋白胆固醇比值降低13.4%;经常性的体育活动还可使血浆纤维蛋白原水平降低,明显改善血管内皮功能。对于稳定的冠心病或其他心血管疾病患者,提倡"1.3.5"的有氧运动非常必要,即每天运动一次,每次30分钟,每周运动5天,运动时心率达到(170 – 年龄)。

对于超重和肥胖的诊断标准,国际上较多采用体重指数表示(体重kg/身高m^2,BMI):BMI 18.5~24.9为正常,BMI 25~29.5为超重,BMI ≥ 30为肥胖。最近研究表明,腰围比腰臀比可以更好地反映腹型肥胖程度,并预测冠心病和

其他心血管疾病的危险性，WHO将男性腰围＞102cm，女性腰围＞88为高危的界点。中国"肥胖工作组"关于中国人肥胖的定义如下：BMI 18.5~24.0为正常，超重BMI 24.0~27.9，肥胖BMI ≥ 28.0；男性腰围＞85cm，女性腰围＞80为高危的界点。

抓住徘徊的幽灵——紧张

紧张而快节奏的工作与生活无疑是冠心病、脑卒中和心脏猝死的高危因素。现在流行一句话"高危人群白骨精"，即"白领、骨干、精英"。这些人群工作负荷过重，岗位竞争激烈，生活节奏加快，很多人突发心血管病或心脏猝死。这是因为高度紧张的工作和生活造成交感肾上腺素能神经系统和肾素-血管紧张素-醛固酮高度激活，损害内皮功能，促进脂质过氧化，升高血液中氧化低密度脂蛋白（Ox-LDL）水平，从而加速心血管壁炎症反应、动脉粥样硬化斑块破裂和血栓形成过程。

抓住徘徊的幽灵——不良的膳食结构

俗语云，"病从口入"，无疑，不良的膳食结构是目前冠心病迅速增加的主要原因。日渐增多的动物脂肪，热量供应过多，而运动过少，缺乏富含纤维素的蔬菜和水果，体脂过度堆积，是造成肥胖、胰岛素抵抗、糖尿病、胆固醇升高和心血管疾病发病迅速增加的主要原因；而少量饮酒是心血管疾病的保护因素。

抓住徘徊的幽灵——高同型半胱氨酸血症

研究发现，高同型半胱氨酸血症患者具有发生血栓性疾病的高度危险性，并且高同型半胱氨酸血症患者特别容易遭受内皮功能损害，具有早发冠心病的倾向。补充维生素B_6和叶酸对于降低高同型半胱氨酸水平有益。目前认为，甘油三酯（TG）、脂蛋白a（Lpa）、小而密的LDL（sLDL）、组织型纤溶酶原激活物抑制物-1（PAI-1）、纤维蛋白原和C-反应蛋白水平增高和高同型半胱氨酸血症一起，构成冠心病的条件性危险因素（conditional risk factor），这些危险因素通过主要危险因素的介导，尤其是低密度脂蛋白水平增高，对心血管病发病起着"推波助澜"的作用。

抓住徘徊的幽灵——早发冠心病的家族史、男性、增龄

冠心病的早发倾向与患者的遗传背景密切相关，有人戏言道："某某又吸烟又喝酒，活了九十九"，此话一语道破了高寿的真正原因不是因为吸烟喝酒有好处，而是由于该人家族良好的遗传背景，具有良好的抗病基因，使之免受众多冠心病危险因素的损害。相反，具有早发冠心病家族史的患者，决不能掉以轻心，决不能烟酒无度，决不能生活放荡无羁。应该自幼努力克服所有冠心病的危险因素，"夹起尾巴做人"。同样，55岁以后的男性，65岁以后的女性均具有发生心血管病的高度危险性。增龄是心血管病的重要危险因素。以上这些是不可改变的危险因素。虽然这些危险因素不可改变，但是，努力消除其他可防可治的重要危险因素的作用，减少危险因素总负荷，洁身自好，防微杜渐，就能坚守阵地，坚如磐石。

"山下旌旗在望，山头鼓角相闻，敌军围困万千重，我自岿然不动"。

许多老年人，虽然具有高脂血症等多种危险因素，但他们仍能保持健康的体格，何也？就是采用了有益健康的生活方式，见"冠心病患者的治疗性生活方式改良"。美国疾病预防控制中心（CDC）专家指出，心血管疾病的防治，50%归因于改变生活方式（戒烟、合理膳食和运动），20%归因于遗传，20%归因于环境因素，10%归因于患者的治疗。这也合乎中国人"三分吃药，七分养"的原则。

（刘坤申）

7 冠心病患者的治疗性生活方式改良

"内因是变化的的根据,外因是变化的条件,外因通过内因而起作用"

对于冠心病高危患者的防病治病来说,这是极富哲理的名言。通过采用有益健康的生活方式——治疗性生活方式改良(TLC),可增强身体素质,减缓动脉粥样硬化进展,增强内因的抗病作用,提高患者抗危险因素和抗心脏事件的能力。

降低血清胆固醇

血清胆固醇水平增高与动脉粥样硬化进展和心脏事件增加密切相关。因此,必须通过治疗性生活方式改良(TLC)降低血清胆固醇水平。血清胆固醇主要由内源性产生,由细胞自身合成,外源性饮食中的饱和脂肪酸(源于动物脂肪)和胆固醇在血清胆固醇升高中起着"推波助澜"的作用。然而,膳食中的饱和脂肪酸和胆固醇含量与血清胆固醇水平有着十分密切的关系,随着国民膳食中植物食品成分下降,动物脂肪增加,血清胆固醇水平日渐增高,它与我国冠心病发病率增高呈直线相关。

根据膳食中的饱和脂肪酸和胆固醇含量可以预测血清胆固醇水平。其公式如下:预期血清胆固醇(mg/dl) = φ+164;其中 φ = 1.26(2S-P)+ 1.5 $\sqrt{C/E}$;S 为饱和脂肪酸占总热量的百分比;P 为多不饱和脂肪酸占总热量的百分比;C 为每日饮食中胆固醇(毫克);E 为总热量(以1000千卡表示)。由上述公式可知,随着饱和脂肪酸占总热量的百分比增加,血清胆固醇水平增加;随着多不饱和脂肪酸占总热量的百分比增加，血清胆固醇水平下降；随着胆固醇/总热量的比值的平方根（C/E）值增加，血清胆固醇水平增加。因此，除了基因（内因）决定的部分外，饮食中饱和脂肪酸和胆固醇含量决定了血清胆固醇水平。降低血清胆固醇水平，必须降低饮食中饱和脂肪酸和胆固醇含量。

美国国家胆固醇教育计划成人组第3次报告（NCEPAATP Ⅲ）建议：降低血清低密度脂蛋白胆固醇（LDL-c）是预防冠心病的首要目标。为了降低冠心病发病率和死亡率，必须采用治疗性生活方式改良（TLC）降低 LDL-c。为了降低 LDL-c，必须减少膳食中的饱和脂肪酸和胆固醇含量；选择能够降低 LDL-c 的食物如植物固醇和可溶性纤维；加强体力活动，并减轻体重。

美国医学会建议，治疗性生活方式改良（TCL）的膳食营养素构成如下。

饱和脂肪摄入占总热量的 7% 以下，多价不饱和脂肪占总热量的 10%，单价不饱和脂肪占总热量的 20%，总脂肪占总热量的 30%；碳水化合物占总热量的 50%~60%；纤维素 20~30g/d；蛋白约占总热量的 15%；胆固醇低于 200mg/d（一个鸡蛋黄含胆固醇约250mg，冠心病人每周不超过2个鸡蛋）；总热量摄入以保持理想体重为准。

总热量的摄入与控制体重密切相关。大多数妇女、部分老年人每天总热量摄入为 1600kcal（1k cal=4.184kJ）；劳动女性和轻体力活动男性每天总热量摄入为 2200kcal，主食摄入约为 300~350g 左右；男青少年或体力活动男性每天总热量摄入为 2400kcal，主食摄入约为 400g 左右。

谷物中含有碳水化合物、维生素、矿物质和纤维素。因此，粗茶淡饭，清淡素食，多食富含纤维素的谷物可以降低心血管病的危险。经过控制饮食，体重就会下降。体重不下降时，是热量摄入过多。可能碳水化合物摄入量大于总热量的60%，这时可能导致甘油三酯（TG）升高和HLD-c降低。如果改食富含高纤维素的粗粮（糙米、燕麦、玉米、小米、高粱米）和富含高纤维素的蔬菜（芹菜、白菜、菠菜、黄瓜、西红柿），体重就会下降，血脂就会改善。历史的经验值得注意，20世纪60年代，那时正是国家的饥荒时期，基本口粮谷物供给困难，国家号召节衣缩食，倡导"低指标，瓜菜代"。那时，每天粗粮只供几两，肉蛋油全无，只好用野菜、树叶、树皮充饥。那时所有人体重全都降低，没有"高血脂、高血糖、肥胖和冠心病"的困扰。这种历史经验难能可贵，可供冠心病、糖尿病和肥胖患者参考。

脂肪的摄入应小于总热量的30%，高脂肪摄入增加体重，增加心血管疾病和肿瘤的危险。饱和脂肪酸主要来自动物脂肪和肉类食品，升高血清总胆固醇和低密度脂蛋白胆固醇水平，并减少前列腺素的生成，促进血小板聚集和血栓形成。冠心病和高脂血症患者饱和脂肪酸摄入应该小于总热量的7%。

不饱和脂肪酸包括单不饱和脂肪酸和多不饱和脂肪酸。单不饱和脂肪酸供给热量不超过总热量的20%，多不饱和脂肪酸供给热量不超过总热量的10%。

多不饱和脂肪酸含有两个以上的不饱和键（烯键），顺式多不饱和脂肪酸加速脂肪分解，减少胆固醇合成，促进胆固醇变为胆酸由粪便排出体外。多不饱和脂肪酸主要包括亚油酸和亚麻酸，人体自身不能合成，必须由食物供给。能提供单不饱和脂肪酸和多不饱和脂肪酸的食物是植物油，植物油中的亚麻酸在体内可以转化为 ω-3脂肪酸，ω-3脂肪酸可由寒冷地区的水生浮游植物和以其为食的深海鱼类直接供给，主要来源于青鱼、金枪鱼、大马哈鱼、沙丁鱼等深海鱼类。研究发现，每天供给3~4g高剂量的 ω-3脂肪酸，可以降低甘油三酯。GISSI-3通过3.5年随机对照研究表明，每天摄入

850mg ω-3脂肪酸，可以降低冠心病患者总死亡率20%，降低猝死45%。冠心病患者每天摄入150g深海鱼（约含有900mg ω-3脂肪酸），可以降低冠心病患者总死亡率。

单不饱和脂肪酸主要是油酸，它降低血清总胆固醇、低密度脂蛋白胆固醇，又不降低高密度脂蛋白胆固醇，同时具有抗氧化能力。美国国家胆固醇教育计划成人组第3次报告（NCEP ATP III）建议将冠心病患者单不饱和脂肪酸摄入比例由10%提高到20%，这样，可能有助于升高高密度脂蛋白胆固醇。富含单不饱和脂肪酸的植物油依次为橄榄油（82%），茶籽油（79%），花生油（40%），玉米油（27%），豆油（25%）。

反式脂肪酸（trans fatty acid）升高血清总胆固醇和低密度脂蛋白胆固醇，它是不饱和脂肪酸加氢而成，见于酥饼、油炸快餐、人造黄油等。这些食品经过高温油炸后虽易保存，但是明显增加心血管疾病和肿瘤的发病率。

冠心病和高胆固醇血症患者的胆固醇摄入应该低于200mg/d，应该限制胆固醇含量高的所有食品，鸡蛋黄应少于2个/周，同时应该减少大油、大肉、鱼子、蟹黄、动物内脏等的摄入，并减少甲壳类动物食品的摄入。

纤维素应该是冠心病和高胆固醇血症患者的必需营养素，每天摄入量应该达到20～30g，膳食纤维素主要是非淀粉的多糖类。分为可溶性纤维和不溶性纤维。不溶性纤维见于粗粮、蔬菜和水果，可促进肠道蠕动，预防便秘；延缓胃排空和淀粉在肠道的消化吸收，延缓葡萄糖在肠道的吸收，抑制餐后高血糖现象。可溶性纤维包括果胶、树胶、β-葡聚糖，可以明显降低血清胆固醇水平，可溶性纤维增加1g/d，低密度脂蛋白胆固醇水平降低2.2mg/dl（0.06mmol/L），可见纤维素对于防治冠心病和高胆固醇血症的作用十分重要。

植物固醇主要来源于植物油、坚果类、蔬菜和水果，分子结构与胆固醇相似,可在肠道中竞争性抑制食物中胆固醇酯水解,抑制胆固醇经肠壁细胞吸收,抑制肠壁细胞游离胆固醇的再酯化,从而促进食物中的胆固醇酯由粪便排出。每天摄入 2.6g 植物固醇,可以降低血清胆固醇水平 10%。

冠心病伴高胆固醇血症患者的膳食疗法

冠心病伴高胆固醇血症患者每天摄入动物肉食(肉、鱼、禽肉)应该少于150g,其中食鱼每周不少于2次;无脂或低脂牛奶或牛奶制品每天应大于250g;蛋黄每周少于2个;水果每天1~2个;蔬菜每天400~500g;谷物(包括大米、小米、全麦、玉米、豆类)每天200~300g。热量摄入应该按照以前的原则,制定个体化的膳食治疗方案。限酒,男性＜30ml/d,女性＜20ml/d。

为了维持标准体重,患者应该尽量多运动,以把多余的能量消耗掉。在总热量控制的情况下,为了降低甘油三酯和升高高密度脂蛋白胆固醇,减少心血管病的危险性,多食高不饱和脂肪酸的膳食比多食高碳水化合物膳食更有益处。一般情况下,蔗糖和果糖比葡萄糖和淀粉更易于引起高甘油三酯血症,在选择碳水化合物膳食时,应该选择粗粮。

冠心病伴代谢综合征的膳食疗法

如果冠心病合并代谢综合征、乳糜血、肥胖等情况时,应该强调减少饱和脂肪酸的摄入,增加ω-3脂肪酸的摄入。在总热量控制的情况下,为了降低甘油三酯,升高高密度脂蛋白胆固醇,减少心血管病的危险性,应该多食高不饱和脂肪酸的膳食(增加植物油),少食高碳水化合物膳食(减少糖类),更有利于减低体重,增大临床益处。为了达到标准体重,患者应该尽量多运动,把多余的赘肉消耗掉,尤其要控制腹型肥胖。热量供给参照上段"冠心病伴高胆固醇血症患者的膳食疗法"。应该掌握"量出为入,宁少勿多"的原则,即供给的总热量低于消耗量,以逐渐减轻体重。目前不倾向采用极低热量饮食(800 kcal/d),而采用低热量饮食,可以每天热量供给减少1/3左右。例如,女性每天约为1000~1200kcal,男性每天约为1200~1600kcal,这种每天热量供给负500kcal的低热量饮食,可以促使体内脂肪氧化供能,每周可以减少体重0.5~1.0kg左右。减少体重过快对健康不利。肥胖患者应该强化"自尊、自强、自励"的信念,取得家庭配合,强化节食意识,克服暴饮暴食(包括不规则零食),书写节食日记,"管住自己的嘴",坚守稳定的减体重食谱。食谱应该低热量、低脂肪、适量优质蛋白质,并含有复杂碳水化合物(谷物)。每天新鲜蔬菜400~500g,水果100~200g,谷物(包括大米、小米、全麦、玉米、豆类)每天200~300g,并进食一些优质蛋白质和脂肪(主要含不饱和脂肪酸)。食谱中复杂碳水化合物(谷物)、脂肪和优质蛋白质所提供热量的比例依次为:60%~65%、15%~20%和20%。坚决避免食用油炸食品、方便快餐、巧克力、甜食。注意:供给热量过低时容易引起疲乏、衰竭、脱发、心律失常、抑郁,甚至精神障碍。

体育运动

冠心病伴代谢综合征或高脂血症患者,应坚持食疗与运动相配合,否则体重不易下降。应参与有氧运动,每天走路30~45分钟,可以消耗能量100~200kcal,较为剧烈运动应视个人情况而定。运动应为"症状限制性",决不因过分运动导致不良后果。

体育运动应该视为文明社会的标志,是强身健体、祛病延年的必需条件。

黄帝内经云:"邪之所凑,其气必虚,正气存内,邪不可干"。

愿天下患有冠心病或冠心病危险因素缠身的患者，请事斯语，坚守有益健康的生活方式，坚持体育运动，强身健体，则"正气存内，邪不可干"。

（刘坤申）

8 积极降脂，有效防治冠心病

"一唱雄鸡天下白"。

随着4S试验和一系列他汀类降脂大型随机临床试验的公布，降低血清低密度脂蛋白胆固醇水平即可降低冠心病发病率和死亡率，这个"石破天惊"的事实，已经"水落石出"。有权威专家预言，"人类征服冠心病的愿望有可能在2050年实现"。因此，美国国家胆固醇教育计划成人组第3次报告（NCEP ATP Ⅲ）建议，降低血清低密度脂蛋白胆固醇是冠心病降脂治疗的首要目标。

大型临床试验的证据

在他汀类药物之前，应用贝特类和烟酸类等药物的临床试验显示，降低总胆固醇（TC）和低密度脂蛋白胆固醇（LDL-c）后，可以降低冠心病事件或死亡，但未能降低总死亡率。因此，那时"黑夜依然存在，黎明并未来临"。

1995年后，随着一系列（4S、CARE、LIPID、WOSCOPS、AFCAPS/TexCAPS、HPS、LIPS、POST-CABG、MIRACL、PROSPER）他汀类降脂大型临床试验的陆续公布，以令人信服的证据表明，他汀类药物降低LDL-c，显著降低了冠心病发病率、死亡率和总死亡率；并显著减少了致命和非致命心肌梗死、心血管死亡，减少了对经皮冠状动脉介入治疗（PCI）与冠状动脉搭桥术（CABG）等的需求，明显减少了缺血性脑卒中的发病率，而出血性脑卒中的发病率没有增加。

无论对于患者基线总胆固醇／低密度脂蛋白胆固醇（TC/LDL-c）水平明显升高、轻度增高、正常或处于较低水平的患者，他汀类药物均能降低冠心病发病率、死亡率和总死亡率。PCI 或 CABG 后积极采用他汀降脂可明显减少 PCI 或 CABG 后心血管事件发生率，并减缓动脉粥样硬化病变的进展，减少再次 PCI 或 CABG 的需要。急性冠脉综合征发病早期应用他汀类药物显著减少致命或非致命心肌梗死、心血管死亡，减少对 PCI 与 CABG 等再血管化手术的需求，减少脑卒中的发病率。试验证实，他汀类药物用于冠心病的一级预防和二级预防安全可靠。

糖尿病、高血压、高龄（＞70岁）、女性、外周动脉粥样硬化患者均可从他汀类药物干预治疗中获益。

稳定型冠心病强化降脂治疗的新证据

治疗达新目标（Treating to New Target，TNT）试验，将 10 001 例稳定冠心病患者开放接受 8 周阿托伐他汀 10mg/d 治疗，LDL-c 水平＜3.4mmol/L（130mg/dl）者，随机分别接受阿托伐他汀 80m/d 或 10mg/d 治疗。平均随访 4.9 年。在试验期间，LDL-c 平均水平在 80mg/d 组降至 77mg/dl（2.0mmol/L），而 10mg/d 组降至 10lmg/dl（2.6mmol/L）。两组严重心血管事件分别为 8.7% 和 10.9%，强降脂组严重心血管事件相对危险减少 22%（$P < 0.001$），次要终点（总心血管事件、总冠心病事件、严重冠心病事件、脑血管事件和因充血性心力衰竭住院）均显著减少，而两组周围血管疾病事件无显著差异。两组间的总死亡率、心血管或非心血管死亡率无显著差别。两组持续性肝酶增高的发生率低（80mg/d 和 10mg/d 组分别为 1.2% 和 0.2%）。治疗相关的肌病发生率无差异，在 10mg/d 组为 4.7%，80mg/d 组为 4.8%。TNT 研究表明，在稳定的冠心病患者，强化降脂将 LDL-c 降至 77mg/dl，可使患者进一步获益。但是，因肝酶增高的发生率稍高，总死亡率并无差异。因此，学术界主张，对于稳定冠心病患者，不宜将阿托伐他汀增至 80mg/d，以平衡积极降脂的益处、卫

生资源消耗和安全性。

"鸡蛋碰石头"的试验

普伐他汀40mg/d普通降脂与阿托伐他汀80mg/d强化降脂干预治疗的比较研究——REVERSAL试验和PROVE-IT试验,被学术界称为"鸡蛋碰石头"的试验。REVERSAL试验旨在检验强化降脂与一般降脂对冠脉粥样硬化进展的影响。本研究采用更为精确的评估动脉粥样硬化（AS）斑块的方法——连续血管内超声检查（IVUS）评估动脉粥样硬化（AS）斑块总负荷的变化。共入选冠心病患者654名,随机分入普通降脂组普伐他汀40mg/d和强化降脂组阿托伐他汀（立普妥）80mg/d,随访18个月,主要终点为通过IVUS测定的冠脉斑块总负荷的变化。研究表明,普通降脂组动脉粥样硬化斑块体积增加2.7%,与基线值相比,动脉粥样硬化体积出现显著进展（$P<0.001$）；而强化降脂组动脉粥样硬化体积减少0.4%,与基线值相比无显著差异（$P=0.98$）,表明强化降脂组完全遏制了动脉粥样硬化进展。强化降脂组LDL-c降低了46.3%,而普通降脂组LDL-c仅降低了25.2%（$P<0.01$）；强化降脂组总胆固醇下降了34.1%,而普通降脂组仅下降了18.4%（$P<0.01$）；强化降脂组降低甘油三酯20.0%,而普通降脂组仅降低6.8%（$P<.001$）；另外强化降脂组也使炎症标志物C-反应蛋白（CRP）降低36.4%,而普通降脂组仅降低5.2%（$P<0.01$）。所有这些可能均促成了AS斑块的消退。因该试验样本量较小,并未显示强化降脂对冠心病死亡率和心脏事件的益处。

PROVE-IT试验是要证实强化降脂使急性冠状动脉综合征（ACS）患者显著获得临床益处。过去临床试验均是以安慰剂为对照,并未显示强化降脂将LDL-c降至不同水平对冠心病死亡率和心脏事件的影响,PROVE-IT正是要回答这些问题。该试验入选 ACS 稳定后 10 天内的患者 4162 例,TC < 240mg/dl,随机分入普通降脂组普伐他汀 40mg/d 和强化降脂组阿托伐他汀 80m/d,平均随访 24 个月,主要终点为:全病因死亡、心肌梗死、不稳定型心绞痛需要住院、血管重建术和脑卒中的联合终点。研究表明,强化降脂组显著降低主要心血管事件的发生率 16%($P = 0.005$),分别为全病因死亡率降低 28%,冠心病死亡率降低 30%,心肌梗死发病减少 13%,死亡和心肌梗死减少 18%,30 天后血管重建术减少 14%,需住院的不稳定型心绞痛减少 29%。强化降脂组在 30 天、90 天、180 天和研究结束时分别使危险性降低 17%、18%、14% 和 16%,提示强化降脂具有更大临床益处。普通降脂组使 LDL-c 降低 21%,而强化降脂组使 LDL-c 降低 49%,分别使血浆 LDL-c 水平降到 95mg/dl 和 62mg/dl($P < 0.001$)。而 C-反应蛋白(CRP)两组降低并无差异,与 REVERSAL 试验不同,可能与入选患者人群不同有关。阿托伐他汀干预治疗的益处主要来自强化降脂。

强化降脂的安全性

两组均无横纹肌溶解症发生,因肌痛或肌酸激酶(CK)增高而停药者,阿托伐他汀组为 3.3%,普伐他汀组为 2.7%,并无显著差异;肝酶升高(AST 或 ALT > 正常上限 3 倍者),普伐他汀组为 1.1%,阿托伐他汀组为 3.3%,两组无差异($P = 0.24$);两组因肝酶升高或不良反应而减量者分别为 1.9% 和 1.4%,也无差异($P = 0.20$)。REVERSAL 试验证实,ALT > 正常 3 倍高限者两组分别为 2.3% 和 1.6%;AST > 正常 3 倍高限者分别为 6.6% 和 2.6%;CK > 10 倍正常高限者均为 0%,以上结果提示强化降脂安全可靠。

强化降脂治疗的启示

REVERSAL 试验提示,持之以恒地应用阿托伐他汀强化降脂，进行药物干预，冠心病是可防、可治、可逆转的疾病。PROVE-IT和MIRACL试验提示，即使是严重不稳定的冠心病，充分应用阿托伐他汀强化降脂，可稳定病情，降低死亡率，减少致命和非致命心肌梗死。对于多支严重的难治性冠状动脉病变，难以进行PCI和CABG治疗时，积极强化降脂，对于挽救患者，逆转病情，仍然大有希望。对于急性冠脉综合征的高危患者，应该"早降脂，强降脂，足量药物，积极降脂"，以达到"早干预，早获益，充分降脂，更大获益"。

（刘坤申）

9 从易损斑块到易损病人——急性冠状动脉综合征防治的新思路

易损斑块——冠状动脉中的"活火山。"

冠心病总体可分为稳定性心绞痛和急性冠状动脉综合征（ACS）两大类。稳定性心绞痛的冠状动脉病变为稳定性斑块，像"死火山"一样宁静，病情稳定。一般只在冠状动脉狭窄大于70%以上时，才会出现临床症状。急性冠状动脉综合征的冠状动脉斑块如同一座"活火山"，易于喷发，易于激惹。这种斑块就是"易损斑块"，是发生急性冠状动脉综合征的病理基础。及时识别导致斑块不稳定的因素，及时检出冠脉易损斑块，并积极干预，对于有效预防急性冠状动脉综合征十分重要。

易损斑块的病理学特点和产生机制

易损斑块的主要病理学特点是：(1) 斑块的脂核较大，像"大馅饺子"，脂核一般大于斑块体积的40%；(2) 纤维帽较薄，像"薄皮大馅饺子，一煮就破"；(3) 斑块内，尤其纤维帽处有大量炎症细胞，主要是巨噬细胞和激活的T淋巴细胞浸润，产生大量金属蛋白酶，溶解胶原纤维，使纤维帽变薄弱；(4) 纤维帽处平滑肌细胞和胶原数量明显减少，使纤维帽薄弱易损；(5) 部分斑块明显钙化、溃疡，并有血小板血栓覆盖；(6) 部分斑块内部有新生血管生成、破裂出血，使斑块短期内胀大。

研究表明，斑块易损性与炎症密切相关。炎症细胞在细胞粘附因子、单核细胞趋化蛋白的作用下聚集于斑块周围，尤其聚集于纤维帽中，激活T淋巴细胞，释放大量的炎症因子，引起炎症反应，导致斑块不稳定。斑块内富含的炎症细胞将信息转达至平滑肌细胞，抑制胶原生成，使纤维帽变薄。同时，炎症细胞分泌多种蛋白水解酶——基质金属蛋白酶，加速纤维帽降解，使斑块的易损性增加。吸烟、高血压、糖尿病、肺炎衣原体或疱疹病毒感染，同型半胱氨酸浓度升高，剪切力增强以及血流旋涡等因素都会损害内膜，损害内皮功能，促进易损斑块破裂和血栓形成。

易损斑块的识别和检查

冠状动脉造影通过管腔直接显影，可能部分显示易损斑块的特征，包括斑块的偏心性、溃疡、血栓以及不规则管腔，甚至冠状动脉夹层等。

血管内超声不仅能够测量管腔大小，而且能观察到血管壁结构和组织学特征，是评价斑块形态、组织结构，从而识别易损斑块的重要方法。

光学相干断层扫描可以观察斑块的纤维帽厚度、脂核的大小、斑块表层的糜烂、溃疡和血小板、巨噬细胞聚集或纤维蛋白沉积，斑块纤维帽裂隙等。

造影剂增强磁共振成像：通过造影剂增强显影能够大大提高其分辨率，可以观察到冠状动脉斑块的形态特点。近年来发展的各种靶向标记的增强磁共振成像技术是很有希望检测易损斑块的新手段。例如，纤维蛋白／基质靶向标记的造影剂增强磁共振成像可以观察斑块表层的糜烂和纤维蛋白沉积。

其他方法如测定斑块表面温度，可以发现炎症细胞的激活；血管内镜则可以直接观察斑块表面的颜色等特征；氟标记的荧光脱氧葡萄糖正电子发射断层扫描、血小板／纤维蛋白靶向标记的单光子发射断层扫描、近红外光谱分析等均可用于易损斑块的识别和检出。

以上方法虽然先进,除最上面两项外,均与临床实用相距甚远。

血清学检测方法

由于炎症与斑块易损性密切相关,通过测定血中炎症因子水平,可识别易损斑块。目前可以定量测量的炎症因子主要有:促炎危险因子如氧化低密度脂蛋白(Ox-LDL)、促炎细胞因子(如IL-1、TNF-α)、粘附因子(如细胞间粘附因子-1、选择素),具有肝脏效应的炎性刺激因子(如IL-6)或肝脏炎症刺激产物如血清淀粉样A蛋白(SAA)、C-反应蛋白(CRP)等。近年来的研究表明,CRP水平能够反映冠状动脉斑块稳定性。高敏C-反应蛋白(hsCRP)是无症状人群和稳定、不稳定型心血管病患者日后可能发生冠心病事件的一个独立、敏感、强有力的预测指标。此外,还有评价炎症反应的其他指标,如白细胞计数升高,血沉增快等。应该指出,这些炎性反应也是反映全身其他部位动脉粥样硬化易损病变或炎症反应的敏感指标。

易损血液和易损心肌的概念

急性冠状动脉综合征病人的血液中存在高浓度的炎症因子,并且有着明显容易导致血小板聚集、血液凝固和血栓形成的倾向。而且,这些患者血液中有着高水平的氧化低密度脂蛋白(Ox-LDL)、促炎细胞因子(如IL-1、TNF-α)、粘附因子(如细胞间粘附因子-1、选择素),具有肝脏效应的炎性刺激因子(如IL-6)或肝脏炎症刺激产物,如血清淀粉样A蛋白(SAA)、C-反应蛋白(CRP)等。所有这一切,就构成了"易损血液"的概念。

同样,急性冠脉综合征病人心肌中经常存在缺血或非缺血性电生理异常,常导致共同的临床表现——致命性心律失常的发生，共同特点表现为心肌易损性（易损心肌），恶性室性心律失常往往是导致患者猝死的机制。

从易损斑快到易损病人的概念

急性冠状动脉综合征患者的危险性取决于易损斑块、易损血液和易损心肌共同作用或单独作用。因此，将易损斑块、易损血液和易损心肌综合为"易损病人"的概念，这样，更有助于对急性冠状动脉综合征的综合防治。易损病人指近期易于发生心脏事件者，需积极识别、评估。对于易损斑块，冠状动脉内可能有一处或多处斑块易破裂或已破裂，但是全面评估整个冠状动脉树十分困难。同样的易损斑块，可能由于血液易损性或心肌易损性的不同，会有截然不同的临床表现和预后。

炎症反应是易损病人危险性的重要特征性之一，检测具有代表性的炎症反应的指标C-反应蛋白（CRP）等具有重要价值。同时，脂蛋白a、同型半胱氨酸、总胆固醇、低密度脂蛋白胆固醇（LDL-c）、载脂蛋白-B（Apo-B）、总胆固醇（TC）/高密度脂蛋白胆固醇（HDL-c）、高敏C-反应蛋白（hsCRP）等也是易损病人危险性升高的指标，这些病人未来发生心血管事件的危险性明显增高。

易损病人的药物干预

目前，用于识别易损斑块、易损血液和易损心肌的方法，除了C-反应蛋白价格低廉、临床实用外，其余均价格昂贵，临床实用性尚待评价。然而，急性冠状动脉综合征的药物干预治疗却展示了可防可治的光明前景。

他汀类药物降低低密度脂蛋白胆固醇，降低斑块脂核中Ox-LDL，上调一氧化氮合成酶的活性，改善内皮功能，减少炎症反应，促使斑块稳定并改善预后。

ACE抑制剂阻断血管紧张素Ⅱ的生成，降低血压，改善内皮功能，抑制血小板的聚集性，促进易损斑块稳定，减少心脏事件发生。

阿司匹林能够抑制环氧酶的活性，减少血栓素 A2 的合成，并能降低 IL-6、CRP 和巨噬细胞集落刺激因子水平，抑制炎症反应，从而降低斑块易损性。

β受体阻滞剂降低血小板的聚集性，降低心肌收缩性，降低心肌需氧，而改善心肌供氧，具有强大的抗室性心律失常作用，可以降低心肌的易损性，而改善易损病人的预后。

孙子兵法云："不战而屈人之兵，善之善者也。"

早期发现易损病人，早期进行药物干预，可以避免急性冠状动脉综合征的恶化，这就是"上工治未病"的策略。

（刘坤申）

第二部分 冠心病的诊断技术
——透过现象看本质

孙子兵法云:"知己知彼,百战不殆"。

在医疗实践中如何做到"知己知彼"呢?这就要通过诊断技术,收集各种检查资料,通过"去粗取精,去伪存真,由此及彼,由表及里"的分析和综合,"透过现象看本质",剥掉假象,诊断疾病。

自从心电图问世以来,各种心脏检查方法层出不穷,精彩夺目。同时也使医疗市场的竞争如虎添翼,翻江倒海,异彩纷呈。真是"四海翻腾云水怒,五洲震荡风雷激"。但是,善于"去粗取精,去伪存真"、"执简驭繁"的医生,才是普救众生的良医。应该牢记"对技术精益求精,对人民无限忠诚"的原则,"花最少的钱,办最多的事",以最简单、最有效的诊断手段,用最快的救治速度,挽救心肌、挽救生命。

唐代名医孙思邈提倡"大医精诚",曰:"凡大医治病,必当安神定志,无欲无求,先发大慈恻隐之心,誓愿普救含灵之苦"。因此,誓愿做一个人民的好医生者,应该对技术精益求精、对病人无限忠诚,善于"去粗取精,去伪存真"者,才是精诚的"苍生大医"。

10 冠心病的诊断技术

心电图诊断技术

正常人心脏的每一次兴奋，都是由窦房结的兴奋开始的，继而顺序激动两个心房，然后再激动两个心室，完成整个心脏的兴奋，这就是一个心动周期。这正是"一石击起千重浪，四海波涌活水来"。

在这个心脏激动的周期中，心脏的电活动遵循一定的传播方向、途径、顺序和时间。心电图检查就是将记录电极放置在人体表面的一定位置，利用心电图机记录下心脏每一个心动周期所产生的电活动曲线，这些电活动曲线的波形分别命名为P波（代表两个心房的电激动）、P波后的P-R段（代表心房电激动传播到心室的时间）、QRS波（代表心室的电激动过程）、ST段和T波（代表心室的电激动完成后到心肌完全复极的过程）（图3），分析曲线的异常来诊断疾病，这就是心电图学。

心电图记录一般采用Ⅰ、Ⅱ、Ⅲ、aVR、aVL、aVF和胸前壁的6个导联，即V1、V2、V3、V4、V5、V6。

其中，对于冠心病的心电图诊断说来，QRS波群和ST段最为重要。QRS波群是继P波之后出现的一个狭窄但高振幅的波群。由Q波（也可无）、R波和S波组成。它代表着心室的电兴奋过程。Q波是QRS波群中首先出现的向下的波形，一般它很小，宽度不到0.04s，深度不足0.15mV，我们将它记做q波；若它深而宽，则称作Q波；向上的高尖波则是R波；紧随其后的向下的波就是S波，它也可以根据深度大小分别命名为S波（波幅宽深）和s波（波幅窄小）。之后再出现向上的波根据大小被称作R'（r'）波，再出现向下的波则称作S'（s'）波。其中，最重要的就是Q波（或QS波，即QRS波群整体向下），它代表心肌坏死；ST段抬高则代表心肌产生了损伤电流（图3）。两者相结合，再结合临床症状，就应注意病人是否有急性心肌梗死存在，若有QRS-ST波的动态演化过程，即ST段呈弓背形抬高超过24小时，然后逐渐回降到基线，在此过程中T波逐渐深深倒置，就更提示是急性心肌梗死（图3）。

T波代表着心室的复极波，是心室舒张的开始，以备下一次心室除极。T波一般是不对称的，缓慢上升，而下降至等位线的过程略显陡峭。异常高尖而双肢对称的T波，或者双肢对称深深倒置的T波，往往出现在心肌梗死的早期或心肌损伤造成的高钾血症期。

Q-T间期是QRS波群的起始至T波终结的时间，在一定程度上反映了除极和复极的全过程。它的长短是随心率的快慢而变化的，我们常用校正QT（QTc），QTc的上限男性为0.39s，女性为0.44s。有作者推荐采用Q-T间期离散度（QTcd）来预测心肌梗死病人的心脏事件和预后，目前仍有不同意见，值得商榷。

冠心病的心电图表现

心绞痛 冠心病心绞痛不发作时心电图可完全正常，心绞痛发作时主要表现为ST段呈水平形或下垂形压低及T波异常。值得注意的是，有很多因素同样也可以造成ST段及T波的异常，如服用洋地黄，长期高血压，心肌病，许多女性常常出现ST-T改变等。另外，严重的多支冠状动脉病变，由于心肌缺血产生的心电向量变化互相对消，即使冠状动脉有多支严重狭窄>90%，心电图也可完全正常。此外，因冠状动脉有极大的储备能力，大约仅有37%的病人休息时心电图会出现缺血性ST段变化，其余病人只有在运动时才有缺血性ST段变化。因此，对于冠心病心肌缺血的诊断，运动负荷心电图（活动平板运动试验）很重要。

心肌梗死 冠状动脉供血急剧减少或中断时，会导致心肌坏死。心电图对于急性心肌梗死的诊断具有特征性，Q 波的出现代表心肌坏死；ST 段呈弓背形抬高超过 24 小时，然后逐渐回降到基线代表缺血性损伤；而双肢对称渐渐深倒的 T 波，则代表心肌梗死后的愈合过程，往往 3～6 周达到最深，以后逐渐变浅。非 Q 波心肌梗死，一般无 ST 段抬高，可表现为ST段呈水平形或下垂形深深压低，伴有心肌坏死的标志物〔肌钙蛋白 T 或 I，肌酸肌酶（CK）或肌酸肌酶同功酶（CK-MB）〕显著升高。心肌供血情况的心电图表现，包括缺血、损伤和坏死，在一定程度上分别表现为 T 波的改变、ST 段的改变和 Q 波的出现。

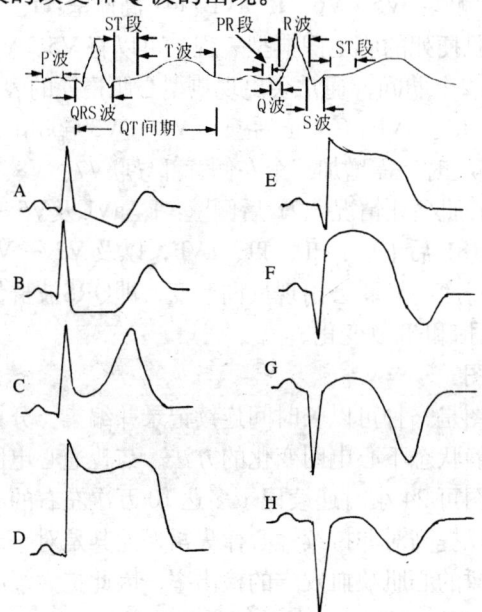

图 3. 心电图的各个波形及心肌缺血和心肌坏死的心电图特征

A．心肌缺血时 ST 段下斜形压低

B. 心肌缺血时 ST 段水平形压低
C. 急性冠脉综合症 ST 段抬高型心肌梗死早期，T 波高耸
D. ST 段抬高型心肌梗死，无 Q 波形成
E. ST 段抬高型心肌梗死 Q 波形成
F. ST段抬高型心肌梗死，Q波充分形成，ST段呈墓碑状抬高，T 波开始倒置
G. ST 段抬高型心肌梗死，ST 段已恢复等电位线，T 波倒置加深
H. 陈旧性心肌梗死，遗留病理性 QS 波与 T 波倒置

根据心电图判断心肌梗死的部位

根据病理性 Q 波、ST 段和 T 波改变出现在某些特定导联，我们可以对8个不同部位的心肌梗死做出定位。(1) 前间壁：V1～V3；(2) 前壁：V3～V5；广泛前壁：V1～V5，Ⅰ、aVL；(3) 前侧壁：V5、V6、Ⅰ、aVL；(4) 高侧壁：Ⅰ、aVL 导联出现了心肌梗死的心电图典型表现，可以将 V5、V6 导联向上移动1～2个肋间，通常会出现典型心肌梗死的表现；(5) 下壁：Ⅱ、Ⅲ、aVF；(6) 正后壁：V1～V3 导联出现 R 波增高和T波高尖时，需增加三个左侧背部导联V7、V8、V9 来反映后壁的心肌梗死情况；(7) 后侧壁：Ⅰ、aVL 及V5～V8 4 个后壁导联；(8) 后下壁：Ⅱ、Ⅲ、aVF，以及 V7～V9。同时，与上述对应的导联会出现反向改变，即QRS波群主波升高、ST 段上抬和 T 波变化。

动态心电图

动态心电图是一种可以长时间连续记录并编集、分析人体在活动和安静状态下心电图变化的方法。与普通心电图相比，动态心电图可 24 小时连续记录多达 10 万次左右的心动周期，这样可以提高对非持续性心律失常，尤其是对一过性心律失常及短暂的心肌缺血发作的检出率，因此扩大了心电图临床运用的范围。对冠心病的诊断具有以下意义。

(1) 冠状动脉供血不足，动态心电图对冠状动脉供血不足的诊断具有较高的价值，尤其对短暂的心肌缺血发作能提

高检出率。当胸痛发作时，动态心电图可以发现有无心肌缺血的心电图改变，并可用来证实缺血发作的频率、程度、持续时间和昼夜节律变化，以及与心肌缺血相关的症状、患者精神和体力活动状态，再结合心率和血压变化，不但可以做出心肌缺血定量分析，而且可以对心肌缺血发作的机制，如心肌耗氧量的增加或是冠状动脉供血减少做出推测，为临床诊断和治疗提供有价值的资料。

（2）观察复杂心律失常，特别是发现某些致命性心律失常，以及心律失常发作与活动、睡眠等的关系，从而筛选出高危病人。若有器质性心脏病，室性早搏增多，出现成对室性早搏或短阵或持续性室性心动过速者病死率更高。

（3）动态心电图可用于评价药物、介入或手术疗法对心律失常的疗效。特别是对于那些器质性心脏病伴发的恶性心律失常应用抗心律失常药物治疗时，动态心电图对于指导选择抗心律失常药物和调整药物剂量具有重要临床意义。心肌缺血发作具有一定的生物节律变化，如某些心绞痛出现于一定强度的运动时，某些心绞痛可能发生于夜间睡眠或清晨期间，动态心电图监测ST段变化可以揭示心肌缺血发作规律，将正确指导合理选择抗心肌缺血药物、服药时间和调整药物剂量。

心电图运动负荷试验

许多冠心病患者静息状态的心肌耗氧较少，冠状动脉血流量尚可满足心肌对氧的需求，无心肌缺血，不发生心绞痛。患者虽有严重固定狭窄，但心电图可正常。为了揭示心肌缺血的存在，可采用运动负荷试验对心肌缺血做出诊断。对于临床上可疑冠心病患者，运动负荷试验可提高冠心病的确诊率。运动试验阳性主要指标为运动试验中ST段呈水平形或下垂形压低≥1mm（图3），出现心绞痛发作、血压不升或下降。运动试验阳性可以作为一项冠心病危险因素，它比吸烟、高血脂、高血压、高血糖等预测发生心脏病事件的敏感性更高。心电图运动试验结合运动核素、超声心动图运动负荷试验对于冠心病鉴别诊断有着重要意义。根据心电图运动试验和冠状动脉造影的对比研究，运动负荷心电图诊断单支病变的敏感性是37%～60%，双支病变为69%，左主干或三支病变的敏感性可达90%以上。

运动负荷试验也用于已确诊冠心病患者心肌供血能力的临床评价并指导治疗。

（1）临床上可通过Holter监测和运动负荷试验筛选无症状心肌缺血患者，及时采取有效的防治措施，可降低病死率，提高生活质量。

（2）运动试验可用于筛选高危病人，评价药物治疗、介入和手术治疗的效果，确定病人运动耐量，评估病人预后，并做生活指导。活动平板运动试验阳性，运动耐量低于5代谢当量（METs）、血压不升或下降的病人，预示多支病变或左主干病变，这类病人应进行冠状动脉造影，选择冠状动脉介入治疗或冠状动脉旁路术。运动试验中出现血压不升或下降的病人，50%存在左主干病变或多支病变。运动试验阳性者病死率是阴性者的3倍。心绞痛病人冠状动脉明显狭窄时，若心电图运动试验ST段下降≥2mm，运动试验耐受时间明显缩短，则与生存率密切相关。

冠心病的超声心动图检查

心脏超声心动图可以对心脏形态、室壁瘤、心腔内血栓、心脏破裂、室壁运动、乳头肌和左心室功能进行检查，是目前最常用的检查手段之一。目前应用于心脏检查的超声心动图检查方法如下：

M型超声心动图

利用单探头发出一束声束，通过心脏各层组织反射回波构成距离-时间曲线，可用于测量心脏大血管的直径、搏动幅度、瓣膜运动幅度、室壁厚度、运动方向与速度，称为M型超声心动图。

二维超声心动图（2DE）

它是应用多晶体发出的多声束做线阵扫描或单晶体单声束做快速机械扇形扫描，取得心脏和大血管的切面图像，可以直接观察心脏、大血管的结构及动态变化。还可与心电图、心音图等结合，准确分析心脏收缩期、舒张期各种时相的"心电-机械活动"的关系，测定心功能。与多普勒超声心动图结合，可测量心脏和大血管的血流量、血流速度、湍流发生部位和时相，并能判定心脏杂音发生的部位及血流动力学变化。

多普勒超声心动图（DE）

多普勒超声技术目前可分为脉冲式多普勒、连续式多普勒、高脉冲重复频率式多普勒、多点选通式多普勒以及彩色多普勒血流显像5种，其中脉冲式多普勒应用最广。它是在二维超声心动图定位情况下，利用多普勒原理，采用一系列电子技术，实时显示心脏或大血管内某一点一定容积（SV）血流的频谱图。是一种无创伤性检查心内分流和反流的技术。连续式多普勒可连续发射脉冲波，因此具有测量高速血流的能力，对于定量分析心血管系统中的狭窄、返流和分流性病变，有其明显的优点。

彩色多普勒血流显像（CDFI）

它在脉冲多普勒多点取样的基础上和自相关技术相结合，再进行彩色编码处理得到的血流显像。根据血流的方向不同，显示不同颜色。红色表示朝向探头方向的血流，蓝色表示背离探头方向的血流，以彩色亮度表示血流速度，出现涡流时方向不一，则呈红蓝相间的杂色。

造影超声心动图

即在M型或二维超声心动图监视下，从周围静脉注射声学造影剂，在相应的心腔和/或心肌内出现浓密的回声，以测定心肌供血、心脏大小、室壁厚度、瓣膜返流，以及各种心内分流等。

血管内超声

血管内超声可以明确冠状动脉的管壁形态及管腔狭窄程度。在经皮冠状动脉介入治疗术中，血管内超声可以作为监测手段，指导介入治疗。冠状动脉造影对于支架植入后的结果评定存在一定的局限性，而血管内超声可以精确地观察支架是否与血管壁紧密贴合。血管内超声通过对冠状动脉血管壁和血管腔的判断，对指导冠状动脉支架植入、判断易损斑块有一定价值，但是没有必要作为常规使用。

冠心病时，M型及和二维超声心动图显示室壁节段性运动障碍，暂时性室壁运动降低，可作为心绞痛的特征；心肌梗死部位有节段性运动障碍，而正常心肌代偿性收缩增强；室壁结构异常表现为节段性室壁变薄，瘢痕部位回声增强，室壁瘤是病变部位局限性突出；室壁运动异常时，病变部位运动障碍可分为减弱、无运动和反向运动，心肌收缩增厚率明显降低。目前超声心动图负荷试验，观察负荷试验期间室壁运动障碍，对冠心病有一定诊断价值。

选择性冠状动脉造影

选择性冠状动脉造影术就是在股动脉（或者桡动脉）插入专用的造影导管至主动脉根部，在X线透视下，选择性地将导管送入左、右冠状动脉开口部，注射造影剂，显示冠状动脉的解剖形态的一种心血管造影方法。这种方法能清楚地显示冠状动脉走行及动脉粥样硬化斑块狭窄或阻塞的位置，并可同时行左心室造影，进行心功能评价，被誉为诊断冠心病的"金标准"。

冠状动脉造影——诊断冠心病的"金标准"

冠状动脉造影的适应证：冠心病具有典型症状的病人，如心肌梗死后或冠脉再血管化术后仍有胸痛或心肌缺血的等同症状（胸闷、心悸、呼吸困难）；心电图等无创检查提示心肌缺血的病人；有不典型心肌缺血表现，心电图有ST-T波异常，需与冠心病鉴别诊断的病人；部分高龄患者需做心脏手术或具有心脏病表现需做心脏以外的外科手术的病人，均应做此项检查。

冠脉造影术的目的在于检查冠脉血管树的全部分支，了解冠脉解剖的详细情况，包括冠脉起源、分布、斑块狭窄、冠脉血流、侧支循环、心肌灌注等解剖和功能异常。这是目前诊断冠状动脉病变最常用、最可靠的方法，为冠心病诊断提供了可靠的解剖和功能信息，成为冠心病诊断必不可少的手段。

冠状动脉造影术前准备

医生应首先了解患者病史，包括胸痛史、诊治经过、药物过敏史（阿司匹林、造影剂、抗生素），并完成术前必要的检查，包括血型、出凝血参数、血色素、电解质、肝肾功能、二维超声心动图和胸部X光片等。另外让患者保持心情平静，适量给予镇静药物。术前6小时禁食水。

造影术后24小时内注意事项

采用上肢动脉进行造影时，患者术后一般不需卧床。适合于术后不能卧床、心功能不全或因其他原因不能从下肢血管进行造影者。经股动脉行冠状动脉造影时，应保持卧床体位，术侧肢体暂时限制活动。注意术侧肢体远端动脉搏动情况和术区出血情况。鼓励造影后24小时内进流食或多饮水，或静脉应用小剂量呋塞米，以促进造影剂排出。若仅仅进行冠状动脉造影检查，术中可不用或少用肝素，术后4～5个小时即可下床或出院。当然，这需要各个中心积累经验。

冠状动脉造影术的安全性

冠状动脉造影是一项微创、较安全的检查方法，严重并发症发生率很低。主要与术者经验、导管室设备及术前准备充分与否有关。主要严重并发症是严重的心律失常。非致命性的并发症包括：穿刺部位并发症，如皮下瘀血、血肿、假性动脉瘤、动静脉瘘、动脉夹层等。这些并发症通过严格技术操作即可避免。个别病人可能出现造影剂反应。

血清心肌损伤标记物的测定

血清心肌损伤标记物是由于心肌细胞坏死、细胞膜破坏后大分子物质释放入血液形成的。其出现速率与损伤标记物种类、分子量、局部血流和淋巴清除速度有关。目前主要的心肌损伤标记物有：肌红蛋白、肌酸激酶（CK）及其同工酶（CK-MB）、特异性心肌肌钙蛋白T或I（cTnT或cTnI）、丙氨酸转氨酶（ALT）、天冬氨酸转氨酶（AST）、乳酸脱氢酶（LDH）及其同工酶等。后者在血清中出现较晚，10小时后才开始升高，24～48小时达高峰。血清心肌损伤标记物的测定是急性心肌梗死的诊断和鉴别诊断的重要手段之一。临床上根据血清心肌损伤标记物浓度的序列变化和特异性同工酶的升高等便可诊断急性心肌梗死（AMI）。血清心肌损伤标记物及其检测时间见表1。

表1　AMI的血清心肌标记物及其检测时间

项目	肌红蛋白	心肌肌钙蛋白 (cTnI cTnT)		CK	CK-MB	AST	LDH
出现时间(h)	1~2	2~4	2~4	6	3~4	6~12	6~10
100%敏感时间(h)	4~8	8~12	8~12		8~12		
峰值时间(h)	4~8	10~24	10~24	24	10~24	24~48	48~72
持续时间(d)	0.5~1	5~10	5~14	3~4	2~4	3~5	7~14

　　天冬氨酸转氨酶（AST）、肌酸激酶（CK）、肌酸激酶同工酶（CK-MB）为传统的诊断AMI的血清标记物，但应注意到一些疾病可能导致假阳性，如肝脏疾病（通常 ALT > AST）、心肌疾病、心肌炎、骨骼肌创伤、神经系统疾病、甲状腺机能减退、肾脏疾病、肺动脉栓塞、休克及糖尿病等疾病均可影响其特异性。AMI早期肌红蛋白迅速从梗死心肌释放，可作为早期心肌坏死标记物，但骨骼肌损伤可能影响其特异性，故早期检出肌红蛋白后，应再测定CK-MB、心肌肌钙蛋白 I（cTnI）或心肌肌钙蛋白T（cTnT）等更具心脏特异性的标记物，予以证实。肌钙蛋白的特异性及敏感性均高于其他酶学指标，其参考值的范围必须由每一个实验室通过特异的定量研究和质量控制来确定。快速床旁试剂条可用来半定量估计cTnT或cTnI的浓度。作为快速诊断的参考，但阳性结果应当用传统的定量测定方法予以确认。CK-MB和总CK作为诊断依据时，其诊断标准值至少应是正常上限值的2倍。

　　心电图表现为典型AMI，即应进行紧急处理。如果心电图不典型，但临床表现高度可疑，则应参照血清心肌标记物诊断AMI。发病后6、8、10、12、14、16、18、20、24小时应采血，并尽早报告结果或采用快速床旁测定，以迅速获得血清心肌损伤标记物的活力或浓度曲线。如临床怀疑可能再发心肌梗死，则应根据连续活力或浓度曲线确定再梗死的诊断和发生时间。

核医学成像

核医学成像是通过γ相机、发射型计算机断层照相术（ECT）、单光子发射型计算机体层扫描（SPECT）和正电子发射型计算机体层扫描（PET）等设备，选择性地测量摄入体内的放射性核素释放的γ射线，实现人体成像。目前心脏核医学检查主要分为心血池动态显像和心肌断层显像两大类。

心血池显像 通过门电路控制的心血池显像法测定示踪剂在心腔内的放射性计数，根据心动周期的时相变化，评价心脏收缩功能、舒张功能和室壁运动。

心肌显像 发射型计算机断层照相术（ECT）

(1) ECT基本原理是在体外从不同角度采集体内某脏器放射分布的二维影像，经计算机数据处理后重建三维图像，可获得脏器的水平切面、冠状切面及矢状切面或一定角度的切面影像；不仅定位准确，还可为定量分析提供数据，分析脏器的生理、代谢变化，做出脏器的功能诊断。

(2) PET是用人体物质组成元素来制造放射性药物，适合人体生理和功能方面的研究。所获得的图像是反映人体生理、生化或病理生理的图像，被称为"生化体层"或"生命体层"显像，图像清晰真实。PET对于冠心病患者冠脉储备的研究具有很高的敏感性，可用于冠脉再通术后心肌灌流量及冠脉储备的监测并预测预后，亦可对心血管药物和调脂治疗的疗效进行评价。同时也为高血压心肌损伤、心肌病及动脉粥样易损斑块的研究等提供信息。PET心肌灌流显像对于冠心病症状不典型患者可提供有价值的诊断信息。

冠状动脉的螺旋CT检查

冠状动脉CT动脉造影（CTA）是一种无创、简便、优良的冠状动脉成像方法，可一次检查完成冠状动脉钙化积分和狭窄评价，也可评价支架置入后通畅情况。一次检查15~20分钟内完成，可全方位、任意角度重建，可检测冠脉钙化积分，观察钙化斑块与管腔的关系，并能做仿真内镜血管重建。冠状动脉CTA可观察血管横断面，避免因体位限制使偏心狭窄漏诊。但冠状动脉CTA显示直径小于0.7 mm的血管分支欠佳，目前还不能取代冠状动脉造影。

磁共振成像技术

磁共振成像（MRI）通过测量构成人体组织的元素原子核的磁共振信号，实现人体成像。MRI成像对于显示解剖结构和病变较敏感，除了能进行形态学研究外，还能进行功能、组织化学和生物化学方面的研究，该技术在20年间得到了广泛应用，并显示出它的强大优势和潜力，使之成为目前迅速发展的医学影像技术之一。

MRI能准确地评价心室功能，对于心室壁的每段都有很高的时间及空间分辨率。射血分数、每搏排血量及心脏输出量的定量测定等可排除超声心动检查的操作依赖性。心脏多层短轴成像可获得心肌容积及心脏容量的准确定量测定，重复性好。

三维磁共振冠状动脉血管造影（MRA）　由于冠状动脉管径较细，走行迂曲，冠状动脉的位置受心跳和呼吸的影响，所以得到磁共振冠状动脉血管成像相当困难，近年来冠脉MRA图像质量已有显著提高。

心肌活性检查　MRI心肌活性检查技术是鉴别心肌梗死部位及范围的快速而确切的方法。这种技术有良好的空间分辨率，可查出小范围心肌梗死区。因方法简便，目前已成为快速检出心肌梗死的基本方法。

心肌灌注成像 快速MRI心肌灌注成像显示心肌缺血与ECT有很高的相关性。临床应用结果显示，该方法诊断心肌缺血、评价冠脉狭窄具有前景。

颈动脉内膜-中层厚度和动脉粥样斑块测量

欧洲高血压学会和欧洲心脏学会已把颈动脉内膜-中层厚度（IMT）和动脉粥样斑块测量作为靶器官损害的观察指标，当 IMT < 0.8mm 时为正常，而 > 0.9mm 时为靶器官损害的依据。测量 IMT 时使用高分辨率的超声探头探察颈动脉，自锁骨上开始，逐渐向颈动脉窦部扫查，取颈动脉窦部（分叉部）1cm，窦部下1cm，窦部上（颈内动脉）1cm范围内，测量内膜面（与液性暗区临界）和整个中膜（与外膜临界）的厚度，两侧颈动脉同时测量，可获得12份资料，取其平均值或最大值代表IMT，有些大型临床试验只取颈总动脉的IMT测量值。IMT测量值可代表全身动脉粥样硬化的平均水平，IMT明显增高时，则代表全身动脉粥样硬化严重。颈动脉扫描检查时，若颈动脉内膜明显隆起，IMT测量值>1.2mm，则为动脉粥样斑块。若粥样斑块明显增多和/或造成颈动脉狭窄或闭塞，则代表患者全身有严重动脉粥样硬化。这些患者即使没有冠心病的明显症状，也应视为"冠心病等危症"。

血清肌酐和微量白蛋白尿

血清肌酐的轻度增加即为靶器官损害的指标，男性 1.3～1.5μmol/L，女性 1.2～1.4μmol/L 即可列为靶器官损害的依据。

微量白蛋白尿 30～300mg/24h；尿白蛋白/肌酐比值：男性＞22mg/g，女性＞31mg/g 或男性＞2.5mg/mmol，女性＞3.5mg/mmol，即可列为靶器官损害的依据。

上述两项指标达到或超过此范围，即为靶器官损害的依据和心血管病高危因素。

"一石击起千重浪，四海波涌活水来"

自从心电图问世以来，各种心脏检查方法层出不穷，精彩夺目，并为宁静的经典内科学平添了几分生气，几分艳丽，也使冠心病的诊断、危险因素预测和预后评价虎虎生威，更为可靠。其他危险因素预测项目见"从易损斑块到易损病人——急性冠状动脉综合征防治的新思路"。

（籍振国　刘坤申）

第三部分 冠心病的常用药物治疗
——治病必求其本

冠心病的药物治疗,一定要坚持"上游治疗",所用药物必须降低危险因素水平;"下游治疗"必须降低心脏事件的发生率并改善生活质量。两者均要"从源头治起",降低危险因素水平,降低冠心病的发病率和死亡率,这叫做"治病必求其本"。

11 冠心病患者的降脂治疗

血脂异常，病从口入

我国的血脂异常人群已经达到1.6亿，所有这一切均与膳食中高动物脂肪含量和热量摄入过多有关，即"病从口入"。血脂异常是指血清中的总胆固醇、低密度脂蛋白胆固醇（LDL-c）及甘油三酯（TG）水平高于正常范围或高密度脂蛋白胆固醇（HDL-c）水平低于正常范围，血脂异常就是高脂血症。

通过血脂水平测定可以检出血脂异常的患者，并通过危险因素分层，全面评估心血管疾病的危险性，确定心血管疾病的高危患者，并按照血脂异常治疗指南确定治疗目标和生活方式改良目标，采取有效的预防与治疗措施，使血脂水平达标，对于高危患者还需要采取他汀药物积极降脂治疗。

确定血脂异常的类型

对于已患有冠心病、脑血管病或周围血管动脉粥样硬化的患者；高血压、糖尿病、肥胖、吸烟者；有早发动脉粥样硬化家族史者；有家族性高脂血症者；有黄色瘤或腱黄瘤者，就诊时必须测定血脂。对于40岁以上男性和绝经期后女性也应进行血脂测定。测定的血脂项目包括：总胆固醇（TC）、甘油三酯（TG）和HDL-c，LDL-c可用Friedewald公式计算，即LDL-c（mmol/L）= TC − HDL-c − TG/2.2 或 LDL-c（mg/dL）= TC − HDL-c − TG/5，TG > 400mg/dL（4.5mmol/L）时需直接测定。根据血脂水平判定是否有血脂异常，并按照血脂异常简单分型，以了解其异常类型：即高胆固醇血症、高甘油三酯血症、混合型高脂血症或单纯低

HDL-c 血症。

确定冠心病高危患者

对血脂异常患者首先应按照我国的血脂异常防治建议和美国国家胆固醇教育计划（NCEP）成人组第三次报告（ATP Ⅲ）制定的血脂异常防治指南进行危险分层，危险分层依据是否有如下危险因素：①LDL-c 以外的冠心病的主要危险因素：吸烟；高血压（BP ≥ 140/90 mmHg 或正在接受抗高血压治疗）；低 HDL -c（< 40 mg/dL）；早发冠心病家族史中直系亲属中男性 < 55 岁、女性 < 65 岁患冠心病；年龄指男性 ≥ 55 岁，女性 ≥ 65 岁。②生活方式危险因素：肥胖指体重指数（体重 kg/ 身高 m^2）≥ 30，国内定为 ≥ 28；缺乏体力活动；致动脉粥样硬化性饮食。③新发现的危险因素：脂蛋白（a）、同型半胱氨酸、促凝因子、促炎因子、空腹血糖或糖耐量异常。

通过危险分层，确定心血管病的高危患者，包括同时有多重危险因素聚集的代谢综合征，冠心病及冠心病等危症，急性冠脉综合征，冠脉血管重建术后患者。2004年对 NCEP ATP Ⅲ 危险分层的修订建议还提出了心血管病的极高危的概念，见表2。

冠心病等危症

NCEP ATP Ⅲ 提出冠心病等危症的概念，是指冠心病以外的动脉粥样硬化性疾病患者，10年内发生主要冠状动脉事件的危险性与已患冠心病患者相同，新发和复发冠心病事件的危险 > 20%，冠心病等危症包括糖尿病、有临床症状的颈动脉病、腹主动脉瘤、周围动脉硬化疾病，以及10年冠心病的危险性 > 20%（Framingham 评分）的患者。我国的危险评分系统尚待建立，目前可参考 Framingham 评分系统。

确定降脂治疗目标值

根据危险分层确定降脂治疗的目标值是治疗成功的首要步骤。我国血脂异常防治建议提出的 LDL-c 目标水平见表3，NCEP ATP Ⅲ（2004年的修订建议）提出的 LDL-c 目标水平见表4。可以简称为"三把尺子"或"四把尺子"（极高危分层增加一把尺子）。

表2　2004年NCEP ATP Ⅲ关于危险分层的修订建议

极高危 (very high risk)	存在动脉硬化性心血管病，加以 (1) 多种重要危险因子，尤其糖尿病 (2) 严重和控制不良的危险因子，尤其是继续吸烟 (3) 代谢综合征的多种危险因子，尤其是 TG ≥ 200mg/dl (2.26mmol/L) + 非 HDL-c ≥ 130mg/dl (3.38mmol/L) 且 HDL-c < 40mg/dl (1.04mmol/L) (4) 急性冠脉综合征
高危 (high risk)	冠心病：心肌梗死，不稳定性或稳定性心绞痛，有 PTCA/CABG 史或有临床显著缺血证据冠心病等危症：冠心病以外的粥样硬化性疾病（周围动脉病、腹主动脉瘤、颈动脉病包括 TIA 和卒中）、糖尿病、2+危险因子和10年危险＞20%
中度高危 (moderately high risk)	2+ 危险因素 (10年危险 10% ~ 20%)
中度危险 (moderate risk)	2+ 危险因素 (10年危险 < 10%)
低危 (low risk)	0 ~ 1 危险因素

血清甘油三酯的理想水平是＜150mg/dL（1.7mmol/L），高密度脂蛋白胆固醇HDL-c≥40mg/dL（1.04mmol/L）。对于特殊的血脂异常类型，如轻中度甘油三酯水平升高，TG200～499mg/dL（2.26～5.63mmol/L），LDL-c水平降脂达标仍为主要目标，非HDL-c达标为次要目标。非HDL-c＝总胆固醇－HDL-c，其目标值为LDL-c目标值+30mg/dL（0.78mmol/L）；而重度高甘油三酯血症TG＞500mg/dL（5.65mmol/L）时，为防止急性胰腺炎的发生，首先应积极降低甘油三酯水平。

根据危险分层确定治疗对策

心血管病的危险分层的目的是对不同的患者采取不同的降脂治疗对策。对于急性冠脉综合征患者，已行冠脉血管重建术（PCI或CABG）的患者，发病早期即应在治疗性生活方式改良的基础上尽早启动他汀类降脂药物治疗。对于这些患者，应该提倡强化降脂，努力达标；已患冠心病的患者，二级预防的目标是LDL-c＜100mg/dl，当LDL-c≥100mg/dl时，即应同时启动治疗性生活方式改良和药物降脂治疗，使LDL-c＜100mg/dl。当LDL-c＜100mg/dl，但是心血管病的危险性很高时，也可以采用积极的他汀类药物降脂治疗策略，使LDL-c＜70mg/dl（1.8mmol/L），并应积极纠正其他危险因素，监测治疗反应和不良反应。

血脂异常患者需要进行冠心病的一级预防，即患者已有多种危险因素，但无明确的冠心病，这时可首先采取治疗性生活方式改良，如血脂仍未能达标，则应加用他汀类降脂药物，注意纠正其他危险因素，加强随访，并监督患者坚持治疗。

糖尿病为冠心病的等危症，降脂治疗的目标值应是LDL-c＜100mg/dl（2.6mmol/L）。CARDS试验是在无明确的冠心病、无心肌梗死史，但有吸烟、高血压、视网膜病变、微量白蛋白尿等至少一项危险因素的2838名2型糖尿病患者中进行的阿托伐他汀干预试验，随机给予阿托伐他汀10mg/d或安慰剂，原计划进行4年，提前结束，根据CARDS试验的结果，阿托伐他汀10mg/d干预治疗，使心血管事件减少37%（$P = 0.001$），使急性冠脉事件减少36%（$P = 0.002$），使卒中减少48%（$P = 0.02$）。因此，虽然2型糖尿病患者主要表现甘油三酯增高，但是，降脂治疗仍是采用阿托伐他汀降低LDL-c至＜100mg/dl（2.6mmol/L）为目标。

高血压患者的降脂治疗可参照ASCOT试验的结果，在平均有3.7个危险因素，胆固醇正常或轻度增高的高血压患者，随机给予阿托伐他汀10mg/d或安慰剂干预治疗3.3年（提前2年结束），使主要终点非致死性心肌梗死和致死性冠心病等心血管事件减少36%（$P = 0.0005$）；降低次要终点脑卒中27%（$P = 0.0236$）；减低所有心血管事件或血管重建术21%（$P=0.0005$）；使所有冠脉事件减少29%（$P=0.0005$）；心血管事件减低与原来LDL-c水平无关。因此，对于具有多项危险因素的高血压患者，应该采用阿托伐他汀降脂治疗，以降低未来心血管事件的危险性。对于10年心血管病危险性＞20%的高血压患者，应该采用他汀类药物降脂治疗，以降低LDL-c，使其达到＜100mg/dl（2.6mmol/L）。

表3 我国血脂异常防治建议关于LDL-c的目标值

CHD 状况	LDL-c 目标值	TC 目标值
动脉粥样硬化病(-) 冠心病危险因子(-)	＜140 mg/dl (3.64 mmol/L)	＜220 mg/dl (5.72 mmol/L)
动脉粥样硬化病(-) 冠心病危险因子(+)	＜120 mg/dl (3.12 mmol/L)	＜200 mg/dl (5.20 mmol/L)
动脉粥样硬化病(+)	≤100 mg/dl (2.60 mmol/L)	＜180 mg/dl (4.68 mmol/L)

表4 2004年NCEP ATP Ⅲ I 关于TLC和药物治疗目标值和切点的修订建议

危险分层	LDL-c目标值 mg/dl(mmol/L)	开始TLC的 LDL-c水平 mg/dl(mmol/L)	考虑药物治疗的LDL-c水平 mg/dl(mmol/L)
高度危险 CHD或CHD等危症 （10年危险>20%）	<100(2.6) 极高危时可选 <70(1.82)	≥100 (2.6)	≥100 (2.6) <100：也可考虑用药
中度高危 2+危险因素 （10年危险10%~20%）	<130 (3.38) 也可选<100 (2.6)	≥130 (3.38)	≥130 (3.38) 100~129 (2.6~3.35) 也可考虑用药
中度危险 2+ 危险因素 （10年危险<10%）	<130 (3.38)	≥130 (3.38)	≥160 (4.16)
0~1 危险因素	<160 (4.16)	≥160 (4.16)	≥190 (4.94) 160-189 (4.16~4.91)也可考虑用药

正确选用降脂药物

常用的降脂药物包括：①他汀类，以降低总胆固醇和LDL-c为主，兼有降低甘油三酯和升高HDL-c的作用；②贝特类；③烟酸类。后面两类以降低甘油三酯为主，同时降低总胆固醇和LDL-c，升高HDL-c。④胆酸螯合剂；⑤胆固醇吸收抑制剂。以上两类主要降低总胆固醇和LDL-c。

他汀类药物抑制HMG-CoA还原酶，抑制甲羟戊酸的产生，从而抑制胆固醇的合成。由于体内胆固醇合成减少，刺激肝细胞膜上LDL受体数目增加和活性增强，使血液中更多的LDL与受体结合，加速LDL的分解代谢，降低血清总胆固醇和LDL-c。常用的他汀类包括阿托伐他汀（10~80mg/d）、辛伐他汀（20~40mg/d）、洛伐他汀（20~40mg/d）、普伐他汀(10~40mg/d)和氟伐他汀(40~80mg/d)。国产血脂康主要含有洛伐他汀,是由红曲制成。他汀类药物常见的不良反应包括:消化道症状(恶心、腹胀等);血清肝酶升高(2%);肌病或肌痛(1/1000);横纹肌溶解症(1~2/10万)等。他汀类药物不会增加癌症、自杀、抑郁、卒中等的发生率,也不增加其他非心血管疾病发生率。

贝特类药物通过激活过氧化体增殖物激活受体,增强脂蛋白脂酶活性,增强载脂蛋白AI和载脂蛋白AII基因的表达,抑制载脂蛋白CIII的表达。增强脂蛋白脂酶的脂解活性后,有利于清除血液循环中富含甘油三酯的脂蛋白,降低血清甘油三酯和促进胆固醇的逆向转运,提高HDL-c水平。常用的贝特类药物有:吉非贝齐0.9~1.2g/d,分2~3次服用;非诺贝特0.1g,3次/天,有效后0.1g,2次/天,微粒化非诺贝特0.2g,1次/晚,苯扎贝特0.2g,2~3次/天。贝特类的常见不良反应包括,胃部不适、恶心、食欲不振,血清肝酶升高,偶有肌炎样疼痛伴血清CK增高。

烟酸类药物的作用机制是抑制细胞cAMP的形成,使脂肪组织中的脂解作用减慢,并使血中非酯化脂肪酸的浓度下降,使肝脏合成VLDL减少,使释放至循环中的VLDL减少,进一步减少IDL和LDL,从而降低血清甘油三酯和LDL-c水平。烟酸类包括缓释烟酸制剂,开始时0.5g,1次/晚开始,5~8周增至1.0g,1次/晚,以后根据治疗反应调整剂量,最大不超过2.0g,1次/晚。烟酸衍生物阿西莫司0.25g,2~3次/天。普通烟酸制剂的常见不良反应包括:颜面潮红、皮肤血管扩张、消化不良、胃肠胀气、腹痛、腹泻等。烟酸缓释剂的不良反应较轻。严重的不良反应包括,消化性溃疡、糖耐量降低、糖尿病恶化、血尿酸增高。烟酸衍生物阿西莫司无初效反应(即上述反应在初用时明显,随着应用时间延长消失),可改善葡萄糖耐受性,不引起尿酸代谢变化。

胆固醇吸收抑制剂依折麦布，口服后迅速吸收，广泛结合成依折麦布-葡萄糖苷酸复合物，有效地抑制胆固醇和植物固醇在肠道的吸收。因此，促进肝脏LDL受体的合成，加速LDL的代谢。常用剂量为10mg/d，使LDL-c约降低18%，与他汀类合用对LDL-c、HDL-c和TG的作用进一步增强，未见药物间药代动力学的相互作用，安全性和耐受性良好。

降脂治疗需要个体化，治疗期间必须监测安全性。依据患者的临床状况和血脂水平选择药物的起始剂量，首次用药2～4周后即应复查安全性指标（AST/ALT和CK）和血脂。以后每3～6个月再复查上述指标。如果降脂达标，改为每6～12个月复查1次。如AST或ALT＞正常上限3倍，肌酶＞正常上限5倍，应停药。在用药过程中应随访病人有无肌痛、肌无力、乏力和发热等症状。用药期间如有其他可能引起肌溶的严重情况，如败血症、创伤、大手术、低血压等，应暂停给药。

联合用药可增强降脂疗效，有利于治疗混合型血脂异常，但是，联合降脂药物治疗必须将安全性放在首位。他汀类与胆固醇吸收抑制剂依折麦布合用对降低LDL-c有协同作用，可纠正难治性高胆固醇血症。他汀类与贝特类或烟酸类合用，或胆固醇吸收抑制剂依折麦布与烟酸类或贝特类合用主要用于治疗混合型血脂异常。将来，他汀类联合另一种降脂药，两者均用较小剂量，有可能进一步降低心血管病的危险性，增强安全性。但是，应严密观察不良反应，特别是肝功能损害和肌病的发生。

降脂治疗——持之以恒
降脂治疗期间，如尚未达标，首先需要查找原因。如是否严格进行治疗性生活方式改良，控制饮食和加强体力活动；是否积极控制其他危险因素，尤其是糖尿病患者控制血糖；是否坚持服药等。在此基础上再调整或强化降脂药物。LDL-c 未达标时他汀类加量或调整药物种类，混合型高脂血症则需要联合用药。如果血脂水平已经达标，应该长期坚持服用降脂药物，并应坚持治疗性生活方式改良。对冠心病高危和极高危患者，急性冠脉综合征及冠脉血管重建术后的患者，还要更积极地推行强化降脂治疗。

总之，血脂异常防治在冠心病防治中的作用日益重要，在循证医学原则指导下，遵循治疗指南，持之以恒，积极降脂，将对冠心病防治产生深远的影响。

（刘超　刘坤申）

12 冠心病伴高血压时的降压药物治疗

美国预防、检测、评估与治疗高血压全国联合委员会第7次报告（JNC-7）认为：

（1）50岁以上，收缩压＞140mmHg是比舒张压更重要的心血管病危险因素；

（2）血压从115/75mmHg起，每增加20/10mmHg，心血管病的危险性增加1倍；55岁血压仍正常者，未来患高血压的危险性为90%；

（3）收缩压120～139mmHg或舒张压80～89mmHg为高血压前期；这时应该改善生活方式并预防心血管病。

血压与心血管事件危险性之间呈连续性、独立性相关。血压越高，心肌梗死、心力衰竭、中风、肾病的发病率越高。临床试验结果显示，降压治疗减少中风35%～45%；减少心肌梗死20%～25%；减少心力衰竭超过50%。I期高血压存在其他危险性因素时，收缩压降低12mmHg，并维持10年，每治疗11名患者可避免1例死亡；合并心血管病或靶器官损害时，每治疗9名患者可避免1例死亡。高血压伴有多项危险性因素时，根据ASCOT试验的结果，氨氯地平与培哚普利合用与阿替洛尔和利尿剂相比，使总病死率下降14%（$P = 0.005$），心血管死亡率下降24%（$P = 0.0017$），总冠心病终点事件下降14%（$P = 0.0048$），致命和非致命脑卒中事件下降23%（$P = 0.0007$），总心血管事件和血管重建术下降16%（$P < 0.001$），新发糖尿病下降32%（$P < 0.0001$）。新组合氨氯地平与培哚普利合用优予传统降压药物。

降压治疗的最终目标是减少心血管病或肾脏原因的病残率和病死率。血压＜140/90mmHg后，就能减少心血管病危险性和并发症，而有糖尿病和/或肾病时，降压目标是＜130/80mmHg，若有大量蛋白尿时（＞1g/d）降压目标≤120/80mmHg。

美国的JNC-7引入了"强适应证"的概念，所谓"强适应证"，即有某种临床情况时则"应该用某药"，即"强制性适应证"之意。这些"强适应证"是根据大型临床试验的结果确立的，具有足够的科学依据，但仍需专家根据临床情况决定。

冠心病伴有高血压时，具有强适应证的药物为β受体阻滞剂、ACE抑制剂、长效钙拮抗剂（CCBs）；心肌梗死后可选用β受体阻滞剂、ACE抑制剂和醛固酮受体拮抗剂。冠心病伴有严重心绞痛或心肌梗死时，应用较大剂量的β受体阻滞剂、ACE抑制剂，将血压控制到<130/80mmHg或以下时，将使病情明显缓解或稳定。

冠心病伴有高血压和心力衰竭时，推荐应用β受体阻滞剂、ACE抑制剂（或ARBs）和醛固酮受体拮抗剂。并应该长时间合用利尿剂。

冠心病伴有高血压和糖尿病时，β受体阻滞剂、ACE抑制剂（或ARBs）、长效钙拮抗剂（CCBs）、噻嗪类利尿剂均是具有强适应证的药物。根据英国前瞻性糖尿病研究（UKPDS）的结果，强化降糖仅仅降低了微血管病变的临床终点；而强化控制血压显著降低了糖尿病相关的死亡危险32%（$P = 0.019$）；显著降低了任何糖尿病相关终点的死亡危险24%（$P = 0.00046$）；显著降低了卒中的死亡危险44%（$P = 0.013$）；降低了心肌梗死的危险21%；并且，显著降低了大血管病（包括心肌梗死、猝死、卒中和周围血管病）的综合危险34%（$P = 0.019$）；显著降低了心力衰竭的危险56%（$P = 0.0043$）。随访到7.5年时，强化控制血压组心电图上Q波异常（Q波是心肌梗死的标志）降低了48%

($P=0.007$)。因此，冠心病伴有高血压和糖尿病时，应将控制血压作为第一要务，积极有效地控制高血压将使冠心病心绞痛和心肌梗死的临床状态迅速稳定。冠心病伴有高血压时，应积极应用他汀类降脂药和阿司匹林（血压应控制< 150/90mmHg）治疗，这样会进一步降低心血管病的危险性。

高血压伴有脑血管病时，降压治疗的风险和益处尚不明确。在急性脑血管病病情稳定之前，应该把血压控制在中间水平（约160/100mmHg左右）。脑血管病恢复期后，采用ACE抑制剂和噻嗪类利尿剂，有证据可降低中风的复发率。

（刘超　刘坤申）

13 防治心血管事件的法宝——"青春永驻"的阿司匹林

诗云:"江山代有才人出,各领风骚数十年"。

才子佳人是如此,在日新月异的药品市场上,更新更是频繁。除了中药"千年不朽"外,现代药品应用超过数十年者寥若晨星。然而,阿司匹林的疗效却是"青春永驻","石破天惊"。

自从100多年前拜尔药厂合成第一片阿司匹林以来,阿司匹林已由原来的解热镇痛药一跃变为抗血小板聚集药物,变为防治心血管病的坚强柱石。大量循证医学试验证明,阿司匹林对于血管病的一级预防和二级预防均具有显著的防治效果。

阿司匹林在心血管病一级预防的作用

2004年以前,共5项关于阿司匹林一级预防随机临床试验的荟萃分析表明,阿司匹林使5年冠心病风险低于1%的低危患者发生心血管事件的风险降低26%;5年冠心病风险在1%~3%的低危患者发生心脑血管事件的风险降低20%;5年冠心病风险大于等于3%的患者发生心血管事件的风险降低35%。说明长期服用小剂量阿司匹林对于低危、中危风险的患者,可以显著降低首次冠心病事件的发生率。

内科医生健康研究(Physician's Health Study,PHS)是一项在既往无心肌梗死、卒中、暂时性脑缺血发作(TIA)病史的22 071名男性医生中进行的阿司匹林一级预防研究,随机给予阿司匹林或安慰剂,阿司匹林隔日服用325mg,观察5年余,阿司匹林使首次心肌梗死发生率降低44%,使致死性心肌梗死发生率降低66%，但是并未增加出血性卒中和胃肠道不良事件发生率。

妇女健康研究（Women's Health Study，WHS）首次证实了阿司匹林在女性心血管病一级预防中作用。39 876例初始健康的女性（45岁或以上）接受阿司匹林100mg隔日一次，干预治疗10年。结果显示，阿司匹林显著降低女性缺血性卒中24%，降低暂时性脑缺血发作（TIA）22%，而出血性卒中未增加。亚组分析结果显示，阿司匹林显著减少65岁以上女性主要心血管事件达26%，降低心肌梗死发生率达34%。WHS揭示了阿司匹林在女性心血管病一级预防中的作用。同时证实，10年冠心病风险仅为2.5%的健康女性人群，长期服用小剂量阿司匹林显著获益；而老年女性可双重获益，降低首次心肌梗死和脑卒中发生率。

阿司匹林在血管病二级预防中的作用

2002年抗栓临床试验协作组（ATC）荟萃分析了287项抗栓治疗的随机临床试验研究，共包括135 000例抗血小板与安慰剂对比的干预试验人群，77 000例不同抗血小板治疗方案比较的受试人群。结果显示，接受抗血小板治疗的受试者严重心血管事件的联合终点（非致死性心肌梗死、非致死性脑卒中、心血管性死亡）减少1/4；其中非致死性心肌梗死减少1/3；非致死性脑卒中减少1/4；而心血管性死亡减少1/6。其中，阿司匹林防治心血管事件长期使用最佳剂量为75～150 mg/d，剂量小于75mg/d疗效不确定，高于150 mg/d不增加疗效，但不良反应增加。进一步亚组分析显示，阿司匹林对急性心肌梗死、心绞痛或心绞痛史、既往心肌梗死、急性缺血性卒中、TIA、既往缺血性卒中 或 TIA、外周血管病和房颤等患者的心血管事件均有防治作用。

因此，美国心脏协会（AHA）、欧洲心脏病学会（ESC）、美国卒中协会（ASA）、美国胸科医师协会（ACCP）等在其指南中均推荐阿司匹林用于有危险因素但无心血管病时的一级预防和心肌梗死、心绞痛、脑卒中等患者的二级预防，长期应用的最佳剂量为75～150mg/d（100mg/d）。长期应用小剂量肠溶阿司匹林胃肠道反应并不常见。对该药过敏、消化道活动性溃疡、肝硬化门脉高压性胃病、出血性疾病和有出血倾向者，则不适合长期应用本药。

　　长生不老千年梦，益寿延年出新星，借问徐福何处去？羞见"阿匹"渡东瀛。

　　由于阿司匹林防治心血管事件疗效突出，价格低廉，副作用极为轻微，适合应用本药进行心（脑）血管病防治的人群达到数亿到数十亿，其防治心血管病发病和死亡的作用难以估量。因此，在人群心脑血管病防治中大力提倡应用阿司匹林决不过分，此诗决非溢美之词。

（刘超　刘坤申）

14 防治心血管事件的法宝——闪光的抗血小板药物氯吡格雷

氯吡格雷是另一种常用的抗血小板聚集药物,在目前已完成的抗血小板聚集药物防治心血管事件的临床随机对照试验中,氯吡格雷临床试验的数量远少于阿司匹林,但是氯吡格雷在心血管事件防治中的表现仍然超凡脱俗。氯吡格雷的阻滞位点(ADP受体)和阿司匹林(COX1)不同,因此,两者合用能产生抗血小板聚集的协同效应。

目前氯吡格雷主要是和阿司匹林短期联合使用,主要用于经皮冠状动脉介入治疗(PCI)的围术期、部分非ST段抬高的急性冠脉综合征(NSTE ACS)等高危心血管事件患者。由于使用时间短,临床试验证据相对较少,目前对氯吡格雷的适应证和使用疗程还有待于临床试验和实践的进一步验证。

氯吡格雷与阿司匹林相比,其抗栓抗血小板疗效如何呢?阿司匹林经过数百个临床试验证实,而且得到长期临床实践的检验,已经成为抗栓抗血小板聚集治疗的金标准。目前,对受试者不应用阿司匹林的试验违背伦理,因此,现在的临床试验干预组多为氯吡格雷加阿司匹林联合用药。

1996年CAPRIE试验直接对比两者在有缺血性事件危险的患者中抗血小板聚集的疗效。结果显示,氯吡格雷组与阿司匹林组相比,总血管事件(缺血性卒中、心肌梗死、血管性死亡)发生率下降8.7%($P = 0.043$)。但是亚组分析结果表明:①在外周动脉病亚组,阿司匹林组总事件数较氯吡格雷组明显增多;②心肌梗死和脑卒中亚组两者疗效无显著性差异，但阿司匹林预防心肌梗死的疗效有优于氯吡格雷的趋势。药物不良反应方面阿司匹林组（325 mg/d）和氯吡格雷组无显著性差异。随着阿司匹林剂量降低，不良反应也会减少，如果使用目前公认的阿司匹林最佳长期应用剂量（75～150mg/d），则阿司匹林的不良反应可能会很低。

氯吡格雷的长期有效性和安全性已通过10万人的临床研究，多项临床研究证明，氯吡格雷对动脉粥样硬化血栓形成性疾病患者有早期和长期保护作用，这类患者包括不稳定型心绞痛、心肌梗死、早期缺血性脑卒中等。

抗血小板药联合使用治疗效果是否会更好？还是可能出现严重出血？因为抗血小板药物会抑制血小板的功能，从而造成患者凝血机制障碍。因此，有两项临床试验——COMMIT/CCS-2和CLARITY的目的是研究在阿司匹林的基础上加用氯吡格雷，是否比单独用阿司匹林更为有效，以及是否会造成严重出血。研究结果显示，抗血小板药物氯吡格雷（75mg/d）联合阿司匹林治疗，使ST段抬高型急性心肌梗死患者显著获益。PCI-CURE和CREDO试验证实，氯吡格雷和阿司匹林短期联合用于PCI患者可以明显降低患者心血管事件发生率。

在第54届美国心脏病学会年会上，英国牛津大学的陈峥鸣博士报告说："在阿司匹林治疗的基础上，每天加用75mg氯吡格雷，能显著降低院内死亡的相对风险7%，并降低死亡、心脏病复发或脑卒中的风险达10%，但并未发现严重的出血发生率增加。研究委员会副主席、英国牛津大学的Rory Collins说："据估计，全世界每年约有1000多万心脏病或心肌梗死患者，这一试验研究结果的推广，将为挽救心脏病患者的生命和减少残疾做出重要贡献。"

然而，在比较氯吡格雷单用（75mg/d）与氯吡格雷和阿司匹林合用评估缺血性脑卒中患者风险与获益的MATCH研究中，入选患者均为TIA或缺血性脑卒中3个月以内的患者，以及复发性缺血性脑卒中的高危人群，随机分为上述两组，各约3 800例，结果单用氯吡格雷组血管事件降低15.7%，而两者合用组降低16.7%，两组无差异（$P=0.244$）。但是，威胁生命的大出血增加26%，大出血增加36%，少量出血增加116%。因此，当卒中患者有复发危险时，阿司匹林和氯吡格雷不能合用，这样不能增强抗血栓能力，却增加出血危险。

朱德诗云："东湖暂让西湖好，将来定比西湖强"

目前，尚无证据显示，氯吡格雷疗效明显优于阿司匹林，将来证明氯吡格雷疗效明显优于阿司匹林，尚待进一步临床试验的结果。应用氯吡格雷时主要问题是具有出血倾向的患者慎用，孕妇不要使用。

因为阿司匹林价格低廉，适合于广大人群长时间坚持用药。因此，氯吡格雷将来是否能胜过阿司匹林需"拭目以待"。

（刘超　刘坤申）

15 防治动脉粥样硬化——血管紧张素II受体拮抗剂的新靶点

动脉粥样硬化是累及动脉内中膜的炎症性、退行性病变，可引起动脉壁的粥样硬化斑块形成，最终导致管腔狭窄，使依赖其动脉供血的重要器官缺血缺氧，造成心肌梗死或脑卒中，以致机体死亡。斑块破裂和血栓形成是导致心血管事件和急性冠状动脉综合征（ACS）的重要机制。近年来大量动物实验与临床试验研究证实，肾素-血管紧张素系统（RAS）在动脉粥样硬化的发生发展过程中起着重要作用，因而阻滞RAS系统成为防治动脉粥样硬化的重要靶点。

RAS与动脉粥样硬化相关的证据

最近研究显示，动脉粥样斑块内富含血管紧张素转换酶（ACE），且主要集中在内膜中，其量与动脉粥样硬化严重程度呈正相关。斑块病变肩部（易破裂处）ACE活性的染色范围尤为明显，且与淋巴细胞、巨噬细胞共存。

大量研究显示，动脉粥样硬化的始动机制是氧化应激，它刺激血管组织等生成血管紧张素II（AngII），而AngII是活性氧（ROS）的强力激动剂。活性氧造成的氧化损伤称之为氧化应激。最近在人动脉粥样硬化的研究中发现，动脉粥样硬化组织中ACE的活性、AngII及血管紧张素II 1型受体（AT1）水平明显增高，且AT1表达量与动脉粥样硬化的严重程度和动脉内膜的厚度密切相关。AngII有多向性致动脉粥样硬化作用，可通过影响脂质代谢、内皮细胞功能障碍、促炎症作用、促平滑肌细胞增生迁移、促单核/巨噬细胞迁移、促凝作用、促血管新生作用等多种机制促进动脉粥样硬化。阻滞RAS的药物呈现良好的抗动脉粥样硬化和抗心肌缺血效果。

血管紧张素Ⅱ受体拮抗剂的抗动脉粥样硬化作用

人体内已发现血管紧张素Ⅱ1型受体(AT1)和2型受体(AT2)两种血管紧张素受体。在成人,Ang Ⅱ的大部分作用由AT1受体介导。血管紧张素Ⅱ受体拮抗剂(ARB)可以特异性阻断AT1受体,从而抑制Ang Ⅱ发挥作用。ARB也具有降低血压和肾脏保护作用。本类药物包括:缬沙坦(代文)、氯沙坦(科素亚)、厄贝沙坦(安波维)、替米沙坦(美卡素)和坎地沙坦(必洛思)等。

在 ARB 实验中,将 Watanabe 兔(先天性 LDL 受体缺乏)分为两组,分别给予厄贝沙坦30mg/(kg·d)和75mg/(kg·d)。结果显示,高剂量组不但血压下降,动脉粥样硬化病变也明显减轻。而采用坎地沙坦进行动物实验的结果也表明,坎地沙坦组主动脉斑块明显减少,且斑块胆固醇含量下降,说明ARB有直接抗动脉粥样硬化作用。在细胞培养的实验中显示,加入 Ang Ⅱ 或坎地沙坦对细胞生长无影响,但 Ang Ⅱ使细胞对氧化型 LDL 摄取率增加,加入坎地沙坦可阻断这一作用,ARB 使巨噬细胞对氧化 LDL 摄取率减少,并呈剂量依赖性。本实验说明,较大剂量坎地沙坦可预防动脉粥样硬化。同样,对喂食高胆固醇的猴子给予氯沙坦,血压与血胆固醇水平并无改变,但大血管的粥样病变明显减轻,说明ARB可能预防人类的动脉粥样病变进展,而阻断 RAS 系统已成为阻击动脉粥样硬化的新靶点。

最新发布的指南建议,ACE 抑制剂应该用于所有冠心病,特别是合并糖尿病的冠心病患者。ACE抑制剂不能耐受者应换用 ARB。

ARB的临床研究正在深入进展,缬沙坦、氯沙坦、厄贝沙坦、替米沙坦、坎地沙坦等都证实具有显著的抗高血压、抗糖尿病、抗心室重构、抗房颤、防治冠心病、心力衰竭、心肌梗死、抑制肾功能障碍进展等良好作用。

诗云："长江后浪推前浪，世上后人超前人"。

未来ARB在冠心病和其他心血管病、高血压、糖尿病、房颤、心力衰竭和肾功能障碍的防治中，将发挥越来越重要的作用。

(刘超　刘坤申)

16 钙拮抗剂——阻击动脉粥样硬化进展，降低心血管事件

大量循证医学证据表明，有效降低血压并使血压达标，对减少心血管病事件十分重要。因此，2004年中国高血压防治指南指出："降压治疗的收益主要来自降压本身"。与其他抗高血压药物比较，二氢吡啶类钙拮抗剂在降压、抗动脉粥样硬化和降低心血管病事件方面具有如下特点：

1. 降压幅度和疗效较强，而个体差异较小，只有相对禁忌证，没有绝对禁忌证，因此，有助于提高高血压的治疗率和控制率。

2. 老年单纯收缩期高血压降压疗效较好。对SHEP、Syst-Eur和Syst-China这3项有关老年单纯收缩期高血压的临床试验进行荟萃分析发现，二氢吡啶类使总死亡率下降32%，卒中发生下降37%，心肌梗死发生率下降25%。

3. 二氢吡啶类几乎可与各类降压药联合应用以增强降压疗效。

ASCOT试验的结果表明，氨氯地平和培哚普利联合治疗，在改善临床预后方面优于既往推荐的β受体阻滞剂（阿替洛尔）+利尿剂的标准治疗方案。与标准治疗方案比较，新药联合可使总死亡和总冠状动脉事件平均下降14%（$P=0.005$），卒中发生下降23%（$P=0.0007$），心血管死亡下降24%（$P=0.0017$），新发糖尿病下降32%（$P<0.0001$）。

VALUE试验意义深远，虽然缬沙坦和氨氯地平在降低病死率和病残率方面相似，但氨氯地平使致命和非致命心肌梗死的风险降低了19%（$P=0.02$），而缬沙坦却在糖尿病和肾

脏保护方面显示了良好作用。

钙拮抗剂在慢性稳定性冠心病患者预防心脏事件和心力衰竭发病中疗效显著，根据PREVENT试验结果，慢性稳定性冠心病患者采用氨氯地平干预治疗3年，使不稳定性心绞痛和充血性心力衰竭下降35%（$P = 0.001$），所有心血管重建术下降43%（$P = 0.001$），所有主要心血管事件及操作降低31%（$P = 0.001$）。ACTION试验也是在慢性稳定性冠心病患者进行的钙拮抗剂干预研究，患者在最佳冠心病治疗方案的基础上随机给予拜心同（硝苯地平控释片）30~60mg/d或安慰剂干预治疗5年，使死亡、心血管病事件或操作的综合终点减少了11%（$P = 0.0012$）；使新发心力衰竭发生率下降29%（$P = 0.015$）；CABG减少21%（$P = 0.002$）；冠状动脉造影减少18%（$P = 0.0001$）。虽然拜心同未能减少主要终点事件的发生率，但是在高血压亚组（3977例高血压患者）分析中，主要终点事件风险减少了13%（$P = 0.015$）。INSIGHT试验是在高血压患者中进行的随机双盲对照临床试验，与利尿剂相比，拜心同降低心血管事件50%，减少新发糖尿病的发生率。

ELSA（欧洲拉西地平动脉粥样硬化研究）是抗颈动脉粥样硬化的临床试验，与阿替洛尔相比，拉西地平可使颈动脉内膜-中层厚度的进展延缓40%～60%。在抑制颈动脉内膜-中层厚度进展方面，PREVENT，INSIGHT试验等均证实了二氢吡啶类钙拮抗剂具有显著的抑制颈动脉粥样硬化和动脉内膜-中层厚度进展的作用。ENCORE试验证明，拜心同明显改善冠脉狭窄节段的内皮功能。二氢吡啶类药物可能通过降低内皮通透性、抑制白细胞黏附等改善内皮功能。可能还有另外机制，如高亲脂性的拉西地平与细胞膜牢固结合，可获得慢钙通道的长久阻断作用，并在动脉粥样硬化过程中的几个关键环节发挥作用：如促进LDL代谢和抑制泡沫细胞形成；抑制氧化应激；抑制平滑肌细胞增殖和迁移；抑制血小板聚集。LDL过氧化和NO降低是动脉粥样硬化形成的始动因素。拉西地平有突出的抗氧化作用，减少氧自由基和超氧阴离子的形成，维持NO水平，并增强其抗动脉粥样硬化的能力。

"一唱雄鸡天下白"。

过去学术界曾认为钙拮抗剂增加出血、癌症和心脏事件的发生率，现已真相大白，上述弱势并不存在，它是阻击动脉粥样硬化进展，降低慢性稳定性冠心病患者心血管病事件的有力武器。但必须注意，它们不能用于不稳定型心绞痛、非ST段抬高的急性心肌梗死和ST段抬高的急性心肌梗死等急性冠状动脉综合征患者。错误用之，可能增加病死率，增加心脏事件发生率。

（刘超　刘坤申）

17 噻唑烷二酮类：防治糖尿病和动脉粥样硬化的曙光

"长江后浪推前浪，一代新人胜旧人"。

在糖尿病和动脉粥样硬化的防治中，胰岛素增敏剂罗格列酮已经显露曙光。它为2型糖尿病患者心血管病的防治带来了新的希望。

临床和基础研究表明，噻唑烷二酮类药物（TZDs）是过氧化物酶增殖体激活受体γ（PPARγ）的激动剂，PPARγ是胰岛素敏感组织如脂肪组织、骨骼肌和肝脏中的一种蛋白，TZDs通过激动此蛋白使胰岛素增敏。另外，TZDs还可增强胰岛B细胞的功能，增加胰岛素的释放。胰岛素增敏剂罗格列酮不仅改善血糖的控制，还能降低炎症标志物——C-反应蛋白（CRP）和白介素-6（IL-6）的水平。在防治动脉粥样硬化进展中发挥重要作用。

人们认识到TZDs改善胰岛素敏感性和改善组织对葡萄糖摄取的作用由来已久。但是，现在认识到，更为重要的是罗格列酮降低炎症标志物——C-反应蛋白，这已成为该药抗炎症反应的重要特征。3年前的一项安慰剂对照的随机临床试验表明，罗格列酮4mg/d治疗26周后，CRP水平降低了27%。同时还发现，另一炎症标志物白IL-6也显著降低。另有作者的研究也发现，罗格列酮与他汀类合用时，罗格列酮并不使LDL进一步降低，而是使小而密的LDL（sLDL）向大颗粒的LDL转化，使小而密的LDL降低了50%，大而漂浮的LDL颗粒增加了一倍以上。有作者认为，这种抗炎症作用和脂质转化作用可能是TZDs防治动脉粥样硬化进展的基础。

PROVE-IT试验提示，通过他汀类药物积极降脂，血清CRP水平显著降低，推论CRP水平降低介导了心血管事件的减少。该研究刚刚发表的结果表明，随访2.5年后，CRP降至较低水平的患者其临床后果明显好于CRP水平未降低的患者，CRP水平降低的保护作用与低密度脂蛋白（LDL）水平降低无关。这种结果刚好与糖尿病相似，因为糖尿病患者往往LDL正常或轻度升高，但心血管事件的危险性却与高危的冠心病相似。

代谢综合征是诸多心血管危险因素的集合体，TZDs对诸多心血管危险因素具有普遍益处，作为联合治疗的一部分，罗格列酮表现尤其突出。除了对血脂和炎症状态有益外，罗格列酮还改善血压、改善内皮功能和微量白蛋白尿。2型糖尿病必须严格控制血糖，但是，根据英国糖尿病前瞻性研究（UKPDS）的结果，严格控制血压，对于控制心血管危险因素和动脉粥样硬化进程更重要。

TZDs一个潜在益处是降低高水平的游离脂肪酸（FFA），这种作用可以保护胰岛B细胞。中心型肥胖时FFA升高可产生脂毒性，导致B细胞功能下降。此外，罗格列酮的益处与脂联素水平升高有关。脂联素是一种蛋白质，由于它有多种心血管有益作用，现在正日益引起注意。脂联素可以抑制单核细胞与内皮细胞黏附，抑制巨噬细胞转变为泡沫细胞，同时，脂联素还可抑制内皮炎症信号系统，这些作用均与动脉粥样斑块形成的始动环节密切相关。

罗格列酮合用二甲双胍是一种有效的组合。虽然它们的作用机制不同，但都与心血管系统保护相关，都具有胰岛素增敏作用。因此，最好在病程的早期内源性胰岛素供应尚充足时应用。早期应用TZDs可预防2型糖尿病进展，一项对胰岛素抵抗患者给予曲格列酮的研究发现，给药48个月后，接受TZDs的患者糖尿病的发病率要比接受安慰剂随访至50

个月时降低50%。同样,越来越多的证据表明,TZDs可预防心血管病后期病情的进展。

罗格列酮和吡格列酮,以往发现在动物模型中有抗动脉粥样硬化作用。现有证据表明,经皮冠状动脉成形术(PCI)后该类药物可预防再狭窄。例如,一项由83名糖尿病患者组成的随机研究,PCI后随机分至罗格列酮组或对照组,罗格列酮组再狭窄率比对照组降低50%以上,同时观察到CRP明显降低。另一项由50名非糖尿病患者组成的对比吡格列酮和安慰剂的研究也发现了相似的益处。Marx医生指出:"6个月后进行血管内超声检查(IVUS)发现,和对照组相比,随机分至吡格列酮组的患者新生内膜形成率明显降低,斑块体积也明显降低"。这说明吡格列酮具有明显的抗动脉粥样硬化和抗PCI后再狭窄作用。

在2型糖尿病合并冠心病患者的研究中发现,罗格列酮改善心肌葡萄糖的摄取。这就预示着罗格列酮可能通过改善心肌持续的能量供给改善受累心肌的生存。在这项随机双盲安慰剂对照的研究中,54名合并冠心病的2型糖尿病患者随机分至罗格列酮组或安慰剂组进行干预治疗,随防16周。与安慰剂组相比,罗格列酮组心肌葡萄糖摄取率在缺血区和非缺血区分别增加了6.12μmol/100g($P=0.023$)和8.40μmol/100g($P=0.003$)。这一研究表明,TZDs不仅改善骨骼肌葡萄糖摄取,也改善心肌葡萄糖摄取。表明这类药物在许多基础过程中同时调节着影响糖尿病和心血管疾病进展的危险因素。

糖尿病和代谢综合征一样,是一系列危险因素的集合体和触发因素。糖尿病是冠心病的等危症,2型糖尿病患者死于冠心病及其并发症的危险性大大增加。在一项研究中发现,心力衰竭合并糖尿病的患者与心力衰竭不合并糖尿病的患者相比,慢性心力衰竭患者致死性心力衰竭发生率高50%($P<0.0001$)。

此外，罗格列酮对于心血管病的许多相关危险因素和炎症介质，如 PAI-1、MMP-9、TC/HDL-c、微量白蛋白尿等，均显示良好的改善作用。应用罗格列酮的病人很少发生心血管事件或心律失常相关的不良事件，与应用二甲双胍、磺脲类或安慰剂时不良反应的发生率相似或更低。罗格列酮少见的副作用是轻度体重增加（4.8%）和贫血（1.9%），轻度体重增加发生率略高于二甲双胍和安慰剂组，而贫血发生率与二甲双胍组相似。

小结：和其他TZDs类药物一样，罗格列酮的临床益处来自它对糖尿病的一系列相关危险因素的拮抗作用。罗格列酮对高脂血症、高血压和炎症状态的改善作用，恰好证实了其临床获益的机制。罗格列酮与他汀类合用时，LDL并不因罗格列酮的加入进一步降低，而是小而密的LDL向大颗粒的LDL转化，使小而密的LDL降低了50%。有作者认为，这种抗炎作用和脂质转化作用可能是TZDs防治糖尿病患者心血管病危险因素和动脉粥样硬化进展的基础。

（刘超 刘坤申）

18 血管紧张素转换酶抑制剂——心血管病防治的曙光

黄帝内经云:"阴平阳秘,精神乃治"。

在人体内,也存在着相互依存、对立统一的阴阳平衡系统。交感-肾上腺素能神经系统(阳)和副交感神经系统(阴),肾素-血管紧张素-醛固酮系统(RAS系统,阳)和缓激肽-前列腺素系统(阴)。这种对立统一的阴阳平衡系统,维持内环境的平衡稳定,维持身体健康。此即"阴平阳秘,精神乃治"。

RAS系统激活的不利作用

RAS系统激活(即阳亢)时,会产生大量儿茶酚胺、内皮素I、血管紧张素II、醛固酮,它们单独作用或相互作用,促进脂质过氧化,促进细胞氧化损伤,促进内皮功能障碍,促进动脉粥样硬化的发生,对冠心病心肌缺血不利。因此,采用β受体阻滞剂和血管紧张素转换酶抑制剂(ACEI)抑制交感-肾上腺素能神经系统和RAS系统(滋阴涵阳),就会变不利为有利。

采用免疫组织化学的方法可见到动脉粥样硬化斑块中血管紧张素转换酶(ACE)表达亢进,ACE可促使血管紧张素I转化为血管紧张素II(AngII)。AngII不仅具有收缩血管、刺激醛固酮分泌的作用,还可增加氧化应激,刺激炎症因子的表达,损害血管内皮功能,诱导血管平滑肌细胞增生和迁移,有致动脉粥样硬化作用。因此,应用血管紧张素转换酶抑制剂(ACEI)能够改善内皮细胞功能,阻止动脉粥样硬化过程的进展。

ACEI 类药物对心血管病人预后的影响

"希望"研究（The HOPE study，HOPE 研究）对 9297 例具有心血管高危因素的病人进行了雷米普利干预预后评估的研究。包括：(1) 已确诊的动脉粥样硬化疾病，80% 为冠心病，43% 为周围血管病，11% 为既往有中风发作史或暂时性脑缺血发作（TIA）的患者；(2) 糖尿病具有至少 1 个以上其他危险因素，包括高血压、总胆固醇增高、高密度脂蛋白胆固醇降低、吸烟或微量蛋白尿，入选病例中糖尿病患者占 38%。有充血性心力衰竭病史或左室射血分数低于 40% 者不入选。病人随机给予雷米普利 10mg/d 或安慰剂。该研究至 4.5 年提前结束，雷米普利使复合终点（心肌梗死、中风或死亡）降低了 22%（$P<0.001$），包括全病因死亡率降低 16%，心肌梗死降低 20%，中风降低 32%，心跳骤停降低 37%，血运重建术降低 15%。更有趣的是，新发糖尿病降低了 34%。HOPE 研究所观察到的有益效应在各亚组中结果一致，包括有无高血压，有无糖尿病，年龄在 65 岁以上或以下；有无冠心病，有无伴随应用其他心血管药物（如阿司匹林、β 受体阻断剂、降脂药物或其他高血压药）。危险性的降低与雷米普利的降压作用无关。全组病人在研究结束时雷米普利组平均降压仅为 3/2mmHg。收缩压降低 3mmHg，按照 WHO 的高血压治疗指南，仅能使中风的发生率降低 13%，心肌梗死降低 5%。实际雷米普利使中风的发生率降低 32%，心肌梗死降低 20%。这提示，ACEI 与其他降压作用相同或更强的降压药物相比，对心血管系统保护作用更大。HOPE 研究结果表明，雷米普利显著减少高危冠心病患者心血管不良事件的发生率。这种有益作用，除了降压作用外，尚得益于其抗炎和稳定动脉粥样硬化斑块的作用。雷米普利作为 ACEI，同时作用于

RAS 和缓激肽系统（KKS），既能抑制了 Ang Ⅱ 生成，又能激活缓激肽 B_2 受体，从而拮抗 Ang Ⅱ 的不良作用和抗氧化应激，并使 NO 生成增加，发挥抗炎作用。

EUROPA 试验入选了心血管病危险较低、病情稳定的冠心病人 12 218 例，包括不准备血运重建术、无心力衰竭、心肌梗死后已三个月以上的病人，经血管造影证实冠心病或有心绞痛运动试验阳性。随机采用培哚普利 8 mg/d 或安慰剂干预治疗 5 年，结果心血管死亡、心肌梗死或心跳骤停的一级终点降低 20%（$P = 0.0003$），致死性或非致死性心肌梗死下降 24%，心力衰竭发病下降 39%。EUROPA 试验是在抗血小板药、他汀类降脂药及 β 受体组滞剂等理想治疗的基础上取得的，因此更彰显了 ACEI 对稳定冠心病人的保护作用。EUROPA 研究对高危、中危、低危进行亚组分析表明，高、中、低危各个亚组干预治疗后，综合终点发生率均有显著下降。

AIRE 研究是对 1986 例急性心肌梗死后 3～10 天的患者随机给予雷米普利 2.5～10 mg/d 或安慰剂干预治疗，随访平均 15 个月，雷米普利组总病死率为 17%，安慰剂组为 23%，危险降低 27%（$P = 0.002$），曲线早期（30 天内）即发生分离。

TRACE 研究入选 1749 例急性心肌梗死后 2～6 天的患者，随机应用群多普利或安慰剂干预治疗，持续 2 年，随防 7 年。结果表明，4 年后的总病死率降低 33%，群多普利组 34.7%，安慰剂组 42.3%（$P = 0.001$），病死率曲线早期即出现分离，并持续整个随访期。群多普利明显减少猝死的发生率 24%（$P = 0.003$）。

ISIS-1，2，3，4 研究入选急性心肌梗死后 24 小时内的患者 58 050 例，随机给予卡托普利或安慰剂干预治疗，卡托普利逐渐加量至 50 mg 每天 2 次（100 mg/d）共 28 天，卡托普利组 5 周病死率为 7.19%，安慰剂组为 7.69%（$P = 0.002$），说明卡托普利可明显降低 5 周病死率。

GISSI-3 研究入选急性心肌梗死后 24 小时内的患者 18 895 例，随机给予安慰剂或赖诺普利 10mg/d 干预治疗 6 周，与安慰剂比较赖诺普利使左室容积明显缩小，防止了心肌梗死后左室重构。6 周时联合终点事件，赖诺普利组明显减低（15.6% 对 17%，$P = 0.009$）；6 个月时赖诺普利组出现严重左室功能不全或死亡的联合终点也明显减低（18.1% 对 19.3%，$P = 0.03$）。

必须指出，ACE 抑制剂可以使高危心肌梗死患者的总死亡率降低 26%，无论有无左室功能不全，急性心肌梗死后患者均可从 ACE 抑制剂治疗中获益。因此，所有心肌梗死后患者，只要无禁忌证，应用 ACEI 应能提高生存率。

最近的证据表明，ACEI 用于动脉粥样硬化性心血管病不伴有高血压和左室功能不全时，可保护心血管免受不良事件的影响。ACEI 对 2 型糖尿病和胰岛素抵抗的病人也有预防心血管事件的作用。胰岛素抵抗和高胰岛素血症使心血管系统对血管紧张素 II 和醛固酮的有害作用更敏感，使胰岛素抵抗和 2 型糖尿病患者高血压的发生率增高。同时，有胰岛素抵抗的病人，即使血压正常也常见左室肥厚（LVH）和弥漫性内膜增厚。ACEI 通过阻断 RAS 系统的激活，干扰动脉粥样硬化的形成，改善左心室和动脉重构，并改善预后。

ACEI 改善预后的机制

ACEI 对心血管系统有多重效应。ACEI 独特的保护作用对具有心血管高风险的患者更明显，如患者同时伴有高血压和糖尿病，则更能从应用 ACEI 中获益。

RAS 系统存在于全身各个组织和器官，ACE 在血循环中占 10%，在器官和组织中占 90%。血循环中的 ACE 仅发挥暂时的应激反应，调节血管舒缩功能，调节水盐代谢、血压和心率，增强心肌收缩力。而组织中的 ACE 对机体的生长、代谢、修复过程发挥重要的长期适应性反应。通过组织中的RAS系统的自分泌、旁分泌作用，使组织中血管紧张素Ⅱ生成增多，它促进细胞外基质增生，促进心肌纤维化，促进心肌肥厚，促进血管壁增厚，促进肾脏出球小动脉的收缩，提高肾小球滤过率，损害肾功能；同时促进心肌细胞肥大、坏死、凋亡；促进血小板聚集和血栓形成，损害内皮功能。那么抑制ACE的这些有害作用，对于防治冠心病心肌缺血不是更好吗？

同时，ACE又是缓激肽的降解酶，ACE抑制剂可增高体内的缓激肽水平，缓激肽可以抑制细胞外基质增生和心肌纤维化，对抗血小板聚集和血栓形成，保护内皮细胞功能，从而抑制平滑肌细胞增生和迁移。ACEI还抑制血管紧张素（1，7）的降解，使它生成增多。它与缓激肽的作用相似，发挥重要心血管保护作用。

内皮功能障碍是多数心血管危险因素导致动脉粥样硬化和炎症的共同途径，ACEI已被证实能够改善内皮依赖的血管舒张。良好的内皮功能依赖于血管紧张素Ⅱ和一氧化氮（NO）之间的平衡，血管紧张素Ⅱ有很强的血管收缩作用，同时也刺激有丝分裂，导致平滑肌细胞的增生、纤维母细胞增生和胶原沉积以及动脉壁的增厚和左室顺应性的下降。血管紧张素Ⅱ耗竭一氧化氮，刺激去甲肾上腺素释放和增加内皮素-1的产生。血管紧张素Ⅱ浓度的增加使醛固酮释放，醛固酮可以独立促进心肌纤维化和内膜肥厚，增加交感活性和水钠潴留。这一失衡将导致高血压、动脉粥样硬化、心肌梗死、中风、充血性心力衰竭和其他心血管事件。

ACEI通过直接或间接阻断缓激肽的降解，使血管紧张素水平降低和一氧化氮水平增高，使内皮功能恢复。虽然其他抗高血压药物具有与ACEI相同或更好的降压作用，但在改善内皮功能方面却不能与ACEI相提并论。

那么，ACEI对于保护心血管系统、抑制心肌缺血真是太好了。抑制ACE后还可抑制平滑肌细胞增殖和迁移，抑制组织型纤维溶酶原激活物抑制物-1（PAI-1）和升高组织型纤维溶酶原激活物水平，从而抑制血小板聚集；可起抗炎症作用。所有这些有利作用汇合到一点，即对冠心病心肌缺血和心血管高危病人提供保护作用。这种作用可用中医"天人合一"的语言表达，即"滋阴潜阳，益水涵木"。

2002年ACC/AHA在慢性稳定型心绞痛治疗指南中建议，所有高危冠心病患者（伴糖尿病、高血压、高脂血症、左室功能不全、慢性肾病、心肌梗死后、多种冠心病高危因素）应该接受ACE抑制剂治疗（IA证据）。2003年公布的EUROPA研究又将适应证扩展到稳定的冠心病患者。

临床应用：根据HOPE试验、EUROPA试验以及其他大型临床试验的结果，所有具有慢性收缩功能障碍，收缩性心力衰竭表现；冠心病具有心血管病高危因素，如高血压、糖尿病、高脂血症、肾功能障碍（Cr＜3mg/dl）及微量白蛋白尿，以及冠心病等危症（包括临床脑、颈、肾及周围血管动脉粥样硬化性疾病），均应作为ACE抑制剂的适应证。在我国进行的大型临床试验，贝那普利治疗慢性肾衰的疗效和安全性研究，ESBARI试验证实，即使Cr在3.0～5.0mg/dl之间，应用贝那普利20mg/d仍可使慢性肾衰患者明显获益，明显抑制慢性肾衰的进展。

ACE抑制剂的禁忌证为：对ACE抑制剂有致命性不良反应，如血管神经性水肿、无尿性肾衰、妊娠。以下情况应该慎用，如双侧肾动脉狭窄、血Cr＞3mg/dl、高血钾＞5.5mmol/L、低血压时收缩压＜90mmHg，血压稳定后可以应用。

应用方法：一般应用ACE抑制剂应从小剂量开始（表5），逐渐增量，3～7天增量一次。根据我们的经验，可始终应用小剂量，也可从小剂量开始，最后达到目标剂量。但是，应注意，若血压稳定且较高，ACE抑制剂可从较大剂量开始，以血压稳定至正常水平为准；若血压较低，ACE抑制剂则应从小剂量开始，逐渐增量。应用ACE抑制剂时，一定核准患者的血压是否稳定，血容量是否充足，是否存在液体潴留。若血容量不足或同时并用利尿剂时，则易发生低血压；若存在肾功能损害时，有可能进一步加重肾功能损害；若存在液体潴留，则易减低ACE抑制剂的疗效，这时应同时并用利尿剂处理液体潴留。ACE抑制剂增量的速度、用法、应用ACE抑制剂种类应该个体化。应用ACE抑制剂时，应根据是否存在心功能不全、高血压、糖尿病、肝肾功能损害、低钠血症，是否并用保钾利尿剂等，个体化地应用ACE抑制剂。存在肝功能损害，则宜选用经肾脏代谢的药物。反之，存在肾功能损害，则宜选用经肝脏代谢的药物。

表5 常用ACE抑制剂的参考用法

药物	起始用量(mg)		目标剂量(mg)		代谢途径
卡托普利	6.25	3次/天	25~50	3次/天	肝肾（肾功能损害时会有药物滞留）
依那普利	2.5	1~2次/天	10	2次/天	肝肾（肾功能不全时药物滞留）
培哚普利	2.0	1次/天	4.0	1次/天	肝肾（肾功能损害时减量）
贝那普利	2.5	1次/天	10	2次/天	肝肾双通路（肾功能不全时可应用）
福辛普利	10.0	1次/天	20~40	1次/天	肝肾双途径排泄
赖若普利	2.5	1次/天	5~20	1次/天	肾脏排泄
喹那普利	10.0	1次/天	40	1次/天	肝肾双途径排泄

小结：ACE抑制剂一般表现为类效应。但是，组织结合力高的ACE抑制剂心脏保护作用可能更大。ACE抑制剂抑制缓激肽的降解，使缓激肽和前列腺素水平升高。ACE抑制剂最常见的副作用咳嗽可能与缓激肽和前列腺素蓄积有关。

（刘 超 刘坤申）

19　β肾上腺素能受体阻滞剂——"心脏的保护神"

黄帝内经云："阳在外，阴之使也，阴在内，阳之守也"。

每个人都曾身临其境，当有紧急情况发生时，毛骨悚然、血压上升、心跳加速、面红耳赤，何也？即"阳在外，阴之使也"，这是人体交感-肾上腺素能神经系统的应急反应。这种作用起到应急支持作用，中医认为属于"阳"，是正常功能增强的表现，是人体的保护机制。同样，也存在另一个与之相匹配的副交感神经系统，它的作用与之相背，中医认为属于"阴"。

"阴平阳秘，精神乃治"

交感-肾上腺素能神经系统的应急反应，是"快马加鞭"的内在机制。假如是一匹病马，快马加鞭必定猝死。假如是一颗严重心肌缺血的心脏，这种增强心肌收缩力、加快心率、升高血压的作用，就使心肌缺血进入周而复始的恶化机制。于是，保护机制变为恶化机制。

β肾上腺素能受体阻滞剂（简称β受体阻滞剂或β阻滞剂）恰好对抗交感-肾上腺素能神经系统和RAS系统的这种有害作用。它们不但是抑制心肌缺血和心力衰竭的重要药物，也是整个心脏病防治中的重要药物，具有"起死回生"之妙，被誉为"心脏的保护神"。

β受体阻滞剂具有重要的三性，即"$β_1$受体选择性"、"脂溶性"和"无内源性拟交感活性"。卡维地洛还具有重要的"抗氧化作用"。$β_1$受体选择性使药物对其他受体亚型无作用或轻微作用，可安全用于心力衰竭、慢性阻塞性肺病、周围血管病等。而脂溶性则使药物易于进入脂肪组织和中枢神经系统，起到拮抗交感神经放电的作用，是降低心脏猝死的基础。无内源性拟交感活性十分重要，只有无内源性拟交感活性的β受体阻滞剂才能保护心脏，反之则损害心脏。所以这是重要的"三性"。卡维地洛"抗氧化作用"，也应该对阻击动脉粥样硬化、抗炎症、抗氧化损伤、保护心脏、保护机体发挥重要作用。

有名言曰，"β受体阻滞剂——心脏的保护神"，并不过誉。在CIBIS-Ⅱ试验中，比索洛尔使全病因病死率降低了34%，心脏猝死降低了44%。而在MERIT-HF试验中，美托洛尔使全病因病死率降低了34%，心血管病病死率降低了38%，而猝死降低了42%。难道这是过誉吗？

研究发现，哺乳动物一生的心跳总和可以看作一个常数，小狗心率150次/分，只能活20余年。而小鼠心率高达数百次/分，只能活2年。而人的心率在60~100次/分之间，寿命可达百年。β受体阻滞剂降低心率，就等于延长心跳时间，这可能是保护患者怡养天年的机制。抑制过度增高的交感活性，就是中医的治则"平肝潜阳，益水涵木"。因此，内经云："阴平阳秘，精神乃治"。

2004年9月，欧洲心脏病学会（ESC）发表了关于β受体阻滞剂的专家共识意见（简称"共识文件"），充分表明，该类药物对心血管病的一级预防和二级预防具有重要作用。β受体阻滞剂在冠心病心绞痛、急性冠状动脉综合征、心肌梗死的早期干预和心肌梗死后二级预防，心力衰竭防治，以及抗高血压、抗心律失常、预防猝死和防治肥厚型心肌病、主动脉夹层、血管迷走性晕厥、长QT综合征、二尖瓣脱垂等方面具有卓越疗效。同时，对非心脏手术患者预防心血管事件等也疗效卓越。近年来，最重要的临床应用进展是，β受体阻滞剂防治慢性心力衰竭和心脏猝死的作用超出其他任何的心血管病防治药物。故有专家云："β受体阻滞剂对于心血管病防治，没有禁忌证，就是适应证"。

β受体阻滞剂的作用机制

β受体阻滞剂心血管保护作用的机制表现为下述诸方面。包括：(1) 抗高血压作用；(2) 减少中枢去甲肾上腺素释放，降低中枢交感神经放电和心脏-血管运动中枢活性；(3) 抗缺血作用。通过降低心率、收缩压和心肌收缩力，降低心肌耗氧量；(4) 延长舒张期使心肌灌注量增加；(5) 阻断肾小球旁细胞的β1，减少肾素、血管紧张素Ⅱ与醛固酮的生成，全面抑制RAS系统；(6) 改善左心室重构和收缩功能，使扩大的左心室缩小，并提高射血分数；(7)抗儿茶酚胺毒性及抗心肌氧化应激作用；(8) 抗血小板聚集作用；(9) 抗心律失常和心脏猝死作用。该类药物具有显著的抗室速、室颤作用；抑制交感兴奋、抗心肌缺血、减少儿茶酚胺的毒性可能是其主要机制。另外，已证实β受体阻滞剂有抑制颈动脉内膜-中层厚度进展的作用。

β受体阻滞剂分类

根据对β肾上腺能受体的选择性，β受体阻滞剂可分为：(1) 非选择性：对β1、β2肾上腺素能受体阻滞无选择性，如普萘洛尔、卡维地洛；(2) 选择性：β1受体阻滞剂，如阿替洛尔、美托洛尔和比索洛尔。具有内源拟交感活性的β受体阻滞剂无心脏保护作用。

根据药代动力学又分为脂溶性（如美托洛尔、卡维地洛、普萘洛尔）、水溶性（如阿替洛尔）和水溶、脂溶兼备的药物（如比索洛尔）。脂溶性药物快速完全从胃肠道吸收，在肝内广泛代谢（首过效应），因此其生物利用度降低（10%～30%）。脂溶性药物清除半衰期（1～5小时）短。美托洛尔的普通剂型每天应该用药3次，才适合高血压和慢性心力衰竭患者的治疗需要。水溶性β受体阻滞剂以原形或活性代谢产物从肾脏排出，其半衰期（6~24小时）长，与其他肝代谢药物无相互作用。它们很少通过血脑屏障。肾小球滤过率减低（老年人、肾功能不全）时，清除半衰期延长。脂溶性β受体阻滞剂容易通过血脑屏障，预防猝死的作用比水溶性药物强。最新荟萃分析显示，阿替洛尔在降压的同时，并不能减少心血管事件的发生率和死亡率；而脂溶性的β阻滞剂如普萘洛尔、美托洛尔等则已在高血压、急性心肌梗死和心肌梗死后二级预防、慢性心力衰竭等大型临床试验中证明能显著降低心血管死亡率。

不良反应和注意事项

β受体阻滞剂的严重不良反应非常少见，只要加以重视，完全可以避免。

（1）心血管　严重窦性心动过缓、窦房阻滞或房室传导阻滞主要见于用药前已有潜在窦房结功能不良和房室交界区传导受损的患者，很少发生于急性心肌梗死或口服用药的慢性心力衰竭患者。左、右束支或分支阻滞以及Ⅰ度房室阻滞（PR＜0.26s）不是用药禁忌证。β受体阻滞剂可能加重四肢发冷或雷诺现象，使外周血管病患者症状加重。但是，有外周血管病和冠心病患者用药后显著获益，可选用具有外周血管扩张作用的β受体阻滞剂（卡维地洛）或选择性β1受体阻滞剂。

（2）代谢影响　1型糖尿病患者，非选择性药物阻断β2受体，可能抑制B细胞释放胰岛素，并掩盖低血糖的症状（震颤、心动过速）。故1型糖尿病应首选选择性β1受体阻滞剂。2型糖尿病应用选择性阻滞β1受体，能降低血清胆固醇水平，降低低密度脂蛋白，改善蛋白的糖基化和动脉内皮损害，从而有利于糖尿病患者减少胆固醇在动脉壁积聚。

由于对β受体选择性呈剂量依赖性，选择性β1受体阻滞剂在大剂量时对β2受体也有阻滞作用。因此，使用中等剂量的选择性β1受体阻滞剂治疗，理论上和实践上对糖代谢和脂代谢效益应该显著大于风险。

(3) 肺脏　β受体阻滞剂可能引起气道阻力增加，故哮喘或支气管痉挛性慢性阻塞性肺病患者禁用。对于伴有稳定慢性阻塞性肺病的冠心病患者，应用选择性β1受体阻滞剂受益显著大于风险。

(4) 中枢作用　疲乏、头痛、失眠、多梦、抑郁、性功能障碍等，但较少见。

另外需要注意，长期使用β受体阻滞剂治疗后突然停药，可引起反跳症状，如血压升高、心律失常和心绞痛加重。这与β受体阻滞剂长期治疗后导致β受体上调有关，因此，应避免突然停药。

β受体阻滞剂治疗慢性收缩性心力衰竭降低死亡率并改善预后

"共识文件"收集β受体阻滞剂治疗慢性收缩性心衰的临床试验共计15 000例患者。证实了长期使用美托洛尔、比索洛尔和卡维地洛可降低心功能Ⅱ～Ⅳ级患者全病因死亡率、心血管病死亡率、心源性猝死以及心衰恶化死亡率；还能降低所有病因、心血管性及心衰有关的住院率，改善心功能分级并提高生活质量。亚组分析表明，不同年龄、性别、心功能分级、左室射血分数以及不论是缺血性或非缺血性病因、糖尿病或非糖尿病患者，都观察到一致的临床益处。

"共识文件"注意到COMET试验中卡维地洛（目标剂量25mg，bid）和酒石酸美托洛尔平片（目标剂量50mg，bid）直接比较的结果，两组的再住院率无差异，而卡维地洛组的病死率比美托洛尔平片组降低17%。尽管如此，"共识文件"认为，COMET试验中未选用美托洛尔琥珀酸缓释片，并且酒石酸美托洛尔平片应用剂量偏小。因而认为，β受体阻滞剂制剂的品种选择和剂量大小可对心衰患者的转归有显著的影响。因此，目前对慢性收缩性心衰患者只推荐应用比索洛尔、美托洛尔琥珀酸缓释片和卡维地洛。关于慢性心衰患者如何正确应用β受体阻滞剂制剂，请见"心力衰竭防治之路"的有关章节。

β受体阻滞剂的抗心肌缺血作用

β受体阻滞剂在防治心绞痛治疗中的地位明显高于钙拮抗剂和硝酸盐，这是因为它可改善预后。"共识文件"推荐，所有慢性稳定性冠心病患者都应该长期接受β受体阻滞剂治疗，目的是控制心肌缺血、预防心肌梗死和提高生存率，不论患者是否有心肌梗死。

有关心肌梗死后二级预防的多数临床试验充分肯定了β受体阻滞剂对于慢性冠心病患者的心脏保护效益，而在这些试验中，大约三分之一的患者有心绞痛病史。汇总分析显示，β受体阻滞剂治疗显著地降低了死亡率。因此"共识文件"认为，可以合理推定，β受体阻滞剂用于没有心肌梗死病史的稳定型心绞痛患者时，同样能够减少死亡，特别是心脏性猝死和心肌梗死的发生。

β受体阻滞剂的抗心绞痛效果至少与长效钙拮抗剂或硝酸盐相同，可有效地控制运动诱发的心绞痛，改善运动能力，减少有症状或无症状的心肌缺血发作。在国际多中心心绞痛运动试验中，β受体阻滞剂美托洛尔减少运动所致心肌缺血的效果优于钙拮抗剂硝苯地平。β受体阻滞剂与钙拮抗剂或硝酸盐联合应用时抗心绞痛作用增强。因此在临床实践中，所有慢性心绞痛或慢性心肌缺血的患者，只要没有禁忌证，均应首选β受体阻滞剂治疗；有效治疗剂量是使患者休息时心率减慢至50~60次/分。如果患者使用β受体阻滞剂后仍然有心绞痛，可加用长效二氢吡啶类钙拮抗剂和/或长效硝酸盐。

不稳定型心绞痛属于急性冠状动脉综合征范畴。一项汇总分析提示，β受体阻滞剂治疗可使不稳定型心绞痛患者发展成为急性心肌梗死的危险性降低13%。因此"共识文件"认为，不稳定型心绞痛患者同样需要积极的β受体阻滞剂治疗，高危患者急性期考虑经静脉给药，急性期后应长期接受β受体阻滞剂口服治疗，剂量要够，不能随意停药。β受体被阻滞后，由α受体所调节的血管收缩作用相对增强，因此，对于冠状动脉痉挛导致的变异型心绞痛，β受体阻滞剂不适用。后者应采用大剂量钙拮抗剂合用（如地尔硫卓+硝苯地平）或合用硝酸盐治疗。但是，大多数变异型心绞痛患者伴有不同程度的冠状动脉斑块狭窄。因此，有时尚需长时间接受β受体阻滞剂治疗，以进一步缓解心肌缺血，改善长期预后。

β受体阻滞剂的抗心律失常作用

当机体受外源性刺激或内源性交感过度兴奋时，体内的儿茶酚胺浓度可增高100～1000倍，表现为"交感风暴"。交感风暴时可能24小时内反复发作2次以上伴血液动力学不稳定的室速或室颤，通常需要电复律和积极药物治疗。这是因为儿茶酚胺与心肌细胞的β受体结合后发生连锁的瀑布反应，最终导致4相自动除极速率加速，促使各种异常自律机制，包括触发活动形成，使心室或心房肌的自律性增强。由于不应期缩短、传导性改变等使折返性心律失常更易发生，室颤阈值降低。

循证医学资料表明，β受体阻滞剂能够降低致命性心律失常的发生率和死亡率，是惟一证明能够降低猝死的药物，这一作用其他药物不能替代。心肌缺血、自主神经张力变化、电解质紊乱等容易促成难治性心律失常的发生，并影响抗心律失常药物的作用与疗效。当交感神经高度兴奋或"交感风暴"时，轻度交感刺激即可诱发反复室速、室颤发作，完全使Ⅰ类、Ⅲ类抗心律失常药物的药效降低或失效，使医生束手无策。这种情况在反复电复律、而又反复室速、室颤发作的病例中表现十分明显。在这种恶性循环过程中，具有明显抗室性心律失常作用的胺碘酮也会疗效不佳，甚至无效，使室速、室颤反复发作，难以控制，电转复可连续进行数十次，甚至无休止的心脏复苏和电转复。许多医师常误认为病人原发心血管疾病严重到无以复加，以至胺碘酮也难以逆转心律失常。这时，β受体阻滞剂可能有"石破天惊"的抗心律失常作用，口服大剂量β受体阻滞剂或静脉推注5mg美托洛尔，可使室速、室颤发作终止或完全控制发作。10多年前我们已在中国循环杂志报告了这样的经验。因此β受体阻滞剂是"标本兼治"的"神奇"抗心律失常药物。

关于目前几种常用的β受体阻滞剂，如美托洛尔、比索洛尔和卡维地洛的应用方法和经验，以及它们在心脏病、心力衰竭和心律失常中应用的典型范例，请见"心力衰竭防治之路"和本书的有关章节。

最后请注意：β受体阻滞剂治疗心肌缺血和心力衰竭，需要逐渐增量，在增量过程中，可能出现疲乏、衰竭和心动过缓，但一定掌握患者可耐受的原则，直到最后到达靶剂量或最大耐受剂量（具体用药方法可以参照"心力衰竭防治之路"的β受体阻滞剂各章）。治疗心力衰竭时，当β受体阻滞剂，如倍他乐克、博苏和卡维地洛，达到靶剂量后，仍可继续加量，这时心率可能增加，血压可能上升，提示患者心脏的生物学性能已经改善。

"β受体阻滞剂：患者安全的保证，β受体阻滞剂：医生制胜的希望"

作为为心脏病患者保驾护航的心脏科医生，真是"肩担着患者生命的保障，背负着家庭存亡的希望"，将患者的"性命安危，生死存亡"集一身，可谓任重道远，用好用活β受体阻滞剂是医生智慧的体现，技术的升华，安全护航的保证。

（刘超　刘坤申）

20 肝素及低分子量肝素在急性冠状动脉综合征中的应用

清代名医陈修园曰:"痛不通,气血壅,通不痛,调和奉"。急性冠脉综合征时的剧烈胸痛、血压下降,四肢厥冷,正是"痛不通,气血壅"也。其治则自然是"通不痛,调和奉"。

肝素和低分子量肝素(LMWH)在急性冠脉综合征防治中发挥重要作用,与其"抗凝血","化淤血",维持冠脉通畅状态密切相关。下面就肝素的作用机制及令人刮目相识的防治效果概述如下。

肝素的作用机制

肝素的抗凝活性需要抗凝血酶的参与,肝素分子上特定的戊糖序列是抗凝抗栓的主要决定区,它是和抗凝血酶特异性结合的部位。抗凝血酶通过其精氨酸反应中心使凝血酶(IIa)以及其他凝血因子的丝氨酸活化中心失活,从而起抗凝作用。肝素与抗凝血酶中的赖氨酸结合后,使抗凝血酶由慢反应型变为快反应型,活性可增加 1000~2000 倍。抗凝血酶与凝血因子丝氨酸活化中心以共价键结合,然后,还可从复合体解离出来,再次参与抗凝血过程。

肝素-抗凝血酶复合物能够灭活多数凝血因子,包括因子 IIa、Xa、IXa、XIa、XIIa。肝素抗 Xa/抗 IIa 活性的比值是和肝素分子量的大小有关,肝素分子量越大,抗 Xa 活性越低。低分子量肝素分子量仅为 4000~6000 道尔顿,抗 Xa/抗 IIa 活性的比值为 2~4:1,而普通肝素抗 Xa/抗 IIa 活性的比值为 1:1。Xa 处于凝血瀑布的最高位置,灭活 Xa 有"以一当十，以一当百，以一当千"之疗效，等于关闭电源的总开关，"高屋建瓴，势如破竹"。因此，低分子量肝素可阻止纤维蛋白生成，发挥更大的抗栓作用，抑制Ⅱa生成，发挥抗凝作用。

此外，肝素还可以通过中和内皮细胞表面的电荷，促进内皮细胞释放组织型纤溶酶原激活剂（tPA）等起抗凝和纤溶作用；肝素还可以和vWF结合，抑制vWF诱发的血小板黏附和聚集，使微血管的通透性增强，这和肝素引起的出血并发症有关。肝素和血小板相互作用的机制非常复杂，在不同的条件下可促进血小板聚集或抑制血小板聚集。

肝素在急性冠状动脉综合征中的应用

不稳定型心绞痛与非Q波心肌梗死（急性冠状动脉综合征）已有许多随机双盲安慰剂对照临床试验，对于肝素短期应用治疗不稳定型心绞痛或非Q波心肌梗死的作用进行了评价。不稳定型心绞痛患者单独使用肝素可有效预防并显著降低急性心肌梗死和心脏死亡发生率。

Theroux等将479个不稳定型心绞痛患者，随机接受阿司匹林、肝素、两者合用或安慰剂治疗，平均随访6天。阿司匹林降低死亡或心肌梗死的危险63%（$P = 0.04$）；肝素也极为显著地降低了死亡或非Q波心肌梗死的危险，从11.9%降至1.25%（$P < 0.001$）。同时，肝素也显著地降低了难治性心绞痛的发生率60%；肝素合用阿司匹林比单用阿司匹林没有显著增效。

FRISC试验的结果略有不同，它是在1506例不稳定型心绞痛或非Q波心肌梗死患者比较了达肝素（1种LMWH）与安慰剂的疗效，达肝素合用阿司匹林比单用阿司匹林在随机后6天内显著降低了死亡和心肌梗死的综合终点（1.8%：4.8%，$P = 0.001$），这样达肝素合用阿司匹林显著优于单用阿司匹林。

FRIC 试验是在 1482 例不稳定型心绞痛或非 Q 波心肌梗死患者比较了达肝素合用阿司匹林与普通肝素合用阿司匹林的疗效，与 FRISC 试验不同，这两种组合的比较，在 6 天和 45 天时死亡和心肌梗死的综合终点并无显著差异。

ESSENCE 试验在 3171 个不稳定型心绞痛或非 Q 波心肌梗死患者中比较了依诺肝素（一种LMWH）合用阿司匹林与普通肝素合用阿司匹林的疗效和安全性，到 14 天时死亡、心肌梗死和复发性心绞痛的危险，依诺肝素合用阿司匹林组危险性显著降低（16.6%：19.8%，$P = 0.019$），该益处持续到 30 天（27.0%：32.2%，$P = 0.001$）。而 1 年随访时仍持续显示益处（32%：35%，$P = 0.022$）。另外，需要PCI或CABG治疗者依诺肝素组明显减少，而两组出血并发症并无显著差异。

TIMI-IIB试验在3910个急性冠状动脉综合征患者随机比较了依诺肝素与普通肝素的疗效，到第 8 天时，死亡、心肌梗死或需要紧急做血管再通手术的综合终点由14.5%降至12.4%（$P = 0.048$），到 43 天时由 19.6% 降至 17.3%（$P = 0.048$），表明依诺肝素显著优于普通肝素。

两个依诺肝素试验的荟萃分析表明，超过7000名患者应用依诺肝素后8天、14天和43天死亡、心肌梗死的危险显著减低。目前，有证据显示，依诺肝素和磺达肝素用于急性冠状动脉综合征防治可能优于普通肝素。

目前的临床试验结果表明，虽然各种LMWH在急性冠状动脉综合征中干预治疗的结果略有差异，但是肝素短期应用治疗不稳定型心绞痛或非Q波心肌梗死可有效预防、并显著降低急性冠状动脉综合征患者的心肌梗死和心脏死亡。各种LMWH 的肝素相关的血小板减少发生率明显少于普通肝素，而疗效至少等于或优于普通肝素。静脉应用普通肝素的用法是 75U/kg 静脉推注，然后 800～1000 U/h 持续静脉点滴，维持 APTT 在 50～80 秒至少 48 小时。各种 LMWH 则为 4000～5000U 腹部皮下注射，每天2次，共5～7天。LMWH 应用时不需监测血凝参数。如果急性冠脉综合征患者需要延长时间做PCI手术，则需要应用LMWH作为血运重建术的桥梁，这时有足够循证医学证据的 LMWH 就是达肝素。

肝素在急性ST段抬高心肌梗死中的应用

急性ST段抬高心肌梗死溶栓治疗的同时，可激活凝血酶而增加再闭塞的风险。抗凝治疗已作为急性心肌梗死溶栓治疗的一个重要辅助治疗方法。临床试验并未证实普通肝素作为链激酶溶栓的辅助用药比单用链激酶治疗效果更好，目前不推荐链激酶溶栓时辅助应用普通肝素。然而普通肝素仍推荐作为tPA、rt-PA 溶栓治疗的辅助用药。由于普通肝素的局限性逐渐被认识，最近许多临床试验评价了低分子肝素作为普通肝素的替代药物用于溶栓辅助治疗的效果。

作为临床实际问题，我们对接受溶栓治疗的急性心肌梗死患者普遍使用肝素继续抗凝，十分有效，但最新的研究结果对此提出了质疑。美国心脏病学会／美国心脏病协会（ACC/AHA）的指南建议在急性心肌梗死患者中使用肝素，但肝素的用量要依据是否进行溶栓治疗，溶栓治疗的药物类型以及是否存在循环系统栓塞危险因素进行调整。

（刘超 刘坤申）

第四部分 冠心病的临床类型及诊治经验

清代著名医学家陈修园所著的"医学三字经"云:"痛不通,气血壅,通不痛,调和奉。"

冠心病心绞痛和/或心肌梗死均是以冠状动脉血流阻塞为病理特征的严重疾病,"痛不通,气血壅"也。开通冠状动脉的血流阻塞,即可使心肌得到足够的血液供应,则胸痛立刻好转,即"通不痛"也。这是根本的治疗方法,如急性心肌梗死时采用静脉溶栓或冠状动脉介入治疗立刻开通冠状动脉血流,采用阿司匹林和氯吡格雷抗血小板聚集、低分子肝素抗凝等维持血流再通,可明显改善患者的心功能和预后。若不能达到完全开通冠状动脉血流,则采用β受体阻滞剂等使缺血的心肌"节能降耗",中医中药"疏肝理气,活血化滞,调和营卫",也属良策,此乃"调和奉"也。

21 冠心病心绞痛

中医有句经典语言，云："痛则不通，通则不痛"。

"痛则不通"，冠心病心绞痛正是由于冠状动脉中粥样硬化斑块堵塞管腔所致的临床综合征。由于冠状动脉管腔狭窄，使心肌供血不足（即痛则不通，气血壅滞，使下游心肌供血减少），导致暂时的或持续的心肌缺血缺氧。其特点为，劳力或情绪激动时发生的发作性胸骨后心前区的压榨性、烧灼性的不适、憋闷或疼痛感觉，主要位于胸骨后部，也可放射至心前区和左上肢，持续3~5分钟，休息或用硝酸酯制剂后消失。

本病男性多于女性，多数发病在40岁以上，紧急赶路、快步登楼、情绪激动、迎风疾走、狂饮饱餐、刷牙洗脸、冷风拂面、地冻天寒等为常见诱因。除冠状动脉粥样硬化斑块堵塞管腔引起外，本病还可由冠状动脉痉挛引起。冠状动脉病以外的原因见于，肥厚型心肌病、扩张型心肌病、严重高血压心肌肥厚、主动脉瓣狭窄或关闭不全、梅毒性主动脉炎、先天性冠状动脉畸形、风湿性冠状动脉炎或冠状动脉栓塞等。

冠心病心绞痛是如何发生的？

给予心脏机械刺激并不引起疼痛，但是心肌缺血缺氧后产生一种物质——腺苷，腺苷聚集则引起疼痛。当冠状动脉供血不足（寒冷使冠状动脉收缩）和/或心肌需血增加（运动、紧张）时，引起心肌暂时的缺血缺氧即产生心绞痛。

心肌氧耗常用"心率×收缩压"（率压积）作为估计心肌氧耗的指标，心绞痛发作之前，常有血压增高、心率增快，即"率压积"增高。心肌能量的产生需要大量供氧。心肌细胞摄取血液氧含量的65%~75%，而身体其他组织则仅摄取

10%~25%。因此，平时心肌对血液中氧的摄取已接近于最大量，需氧再增加时，已难以从血液中更多地摄取氧，只能依靠增加冠状动脉血流量来提供。在正常情况下，冠状循环有很大的储备力，其血流量可随体力活动的增加，供血量显著升高。在剧烈活动时，冠状动脉血流量可增加到休息时的6~7倍。缺氧时产生腺苷，使冠状动脉显著扩张，能使血流量增加4~5倍。动脉粥样硬化性斑块狭窄或部分分支闭塞时，心肌的供血量相对固定。休息时无症状，一旦心脏负荷突然增加，心肌供血不足，遂引起心绞痛。

冠状动脉造影显示，不稳定型心绞痛的患者常有冠状动脉1支、2支或3支的严重狭窄（冠状动脉直径减少＞70%）；若伴有运动时晕厥发作或血压显著下降者，则有左主干病变的可能。

孙子兵法云："知己知彼，百战不殆"，因此，对于心绞痛患者，应该进行冠状动脉造影，评价冠状动脉病变情况。

心绞痛的分型

参照世界卫生组织"缺血性心脏病的命名及诊断标准"，曾做如下分类：

1. 劳累性心绞痛　胸痛由劳力、情绪激动或其他增加心肌需氧量的情况所诱发，休息或舌下含化硝酸甘油后迅速消失。包括：

（1）稳定型心绞痛　最常见，指劳力性心绞痛发作的性质在1~3个月内并无改变，即每天和每周发作次数大致相同，诱发疼痛的劳力程度相同，每次发作疼痛的性质、部位、时间（3~5分钟）无改变，用硝酸甘油后疗效也相似。

（2）初发型心绞痛　过去未发生过心绞痛或心肌梗死，初次发生劳累性心绞痛；或稳定型心绞痛已停止发作数月，现再次发作；两者发作时间均未满1个月。

（3）恶化型心绞痛　原为稳定型心绞痛，在3个月内疼痛程度、频率、时间、诱发因素进行性恶化。可发展为心肌梗死或猝死，亦可逐渐恢复为稳定型。

2．自发性心绞痛　疼痛发生与体力或脑力活动量增加无关，与冠状动脉血流储备减少有关。疼痛程度重，时间长，不易为硝酸甘油所缓解。其中包括：

（1）卧位型心绞痛　休息或熟睡时发生，常在半夜、偶在午睡时发作。可能与做梦、夜间血压降低或缺血导致的舒张性心力衰竭有关；也可能与平卧时静脉回流增加、心脏负荷增加有关。本型也可发展为心肌梗死或猝死。

（2）变异型心绞痛　临床特点与自发性心绞痛相似，发作时心电图显示缺血相关部位心电图导联ST段明显抬高，而对应导联ST段压低，为突发冠状动脉痉挛所致。心绞痛发作重，时间长达10余分钟，多定时发作，多见于青壮年，发作时容易发生多形性室速、室颤、心肌梗死或猝死。

（3）梗死后心绞痛　是急性心肌梗死发病1个月内又新出现的心绞痛，它是由于冠状动脉又出现新的活动性病变所致，使心肌又处于新的缺血状态。

3．混合性心绞痛　心绞痛既在心肌需氧量增加时发生，也在安静时发生。病理特点为冠状动脉固定狭窄的基础上兼有冠状动脉痉挛。

近年来除了"稳定型心绞痛"外，"不稳定型心绞痛"、"非ST段抬高的心肌梗死"和"ST段抬高的心肌梗死"在临床上广泛应用，后3者统称为"急性冠状动脉综合征"，有时"急性冠状动脉综合征"仅指后3者中的前两者。因此，上述心绞痛分型仅用于医生推测心绞痛发病机制和用药时参考，在学术上已不流行。

加拿大心血管病学会分级

加拿大心血管病学会心绞痛分级仍广为应用。分级主要依据症状。

Ⅰ级　一般体力活动（如步行或登楼）不受限，仅在强、快或长时间劳力时发生心绞痛；Ⅱ级　一般体力活动轻度受限，饭后、寒冷、迎风疾走、精神应激或醒后数小时内步行或登楼引起发作；登楼一层以上和爬山，均引起心绞痛；Ⅲ级　一般体力活动明显受限，步行1~2个街区，登楼一层引起心绞痛；Ⅳ级　一切体力活动均引起不适，静息时可发生心绞痛。

心绞痛的治疗

汉代名医张仲景云，"上工（良医）治未病，见肝之病，知肝传脾，当先实脾（防治在先之意）"。因此，心绞痛的治疗不但要缓解心绞痛，更重要的是"防治在先，治病必求其本"。所以，心绞痛的治疗必须坚持健康的生活方式，克服冠心病危险因素，尤其是高血压、高血脂、糖尿病、肥胖、运动过少和吸烟；坚持他汀类降脂、阿司匹林抗血小板聚集、β受体阻滞剂抑制交感神经功能、降低心肌耗氧、减少心脏事件。这样，就是坚持冠心病心绞痛的"上游治疗"，见"筑牢预防冠心病的三道防线"中ABCDE步骤。

中医云，"痛则不通，通则不痛"，这应该是缓解心绞痛、改善冠状动脉供血的准则。因此，冠状动脉介入治疗和冠状动脉搭桥术，是改善冠状动脉供血的良好方法见"冠心病的介入治疗——神奇的疗法"和"冠心病的外科手术治疗——冠状动脉搭桥术"。β受体阻滞剂减少心肌耗氧，钙拮抗剂和硝酸酯改善冠状动脉供血，对缓解心绞痛非常有用。

心绞痛是具有潜在危险的疾病，必须谨记，识别急性冠状动脉综合征（不稳定型心绞痛和非ST段抬高的急性心肌梗死）是关键一步，一旦诊断成立，立即开始抗血小板聚集、抗凝和抗心肌缺血治疗。低中危病人在经过一段时间治疗后进行运动试验，若运动试验为阳性，应该进行冠状动脉造影，根据造影结果可行PCI治疗，也可出院后继续进行药物治疗，大部分不稳定性心绞痛患者应入院治疗。

孙子兵法云："不战而屈人之兵，善之善者也"。

在冠心病心绞痛的防治中，谨记"上工治未病"的原则，坚持"上游治疗"，一定注意克服或避免心血管病的危险因素，坚持降脂、降压、抗血小板聚集、抗凝、防栓，增加心肌供血，而降低心肌耗氧，就能化不利为有利，化病重为病轻，此即"不战而屈人之兵，善之善者也"。心绞痛的具体治疗方法见下节"不稳定型心绞痛的防治"。

（刘刚　刘坤申）

22 不稳定型心绞痛的防治

冠状动脉中的"活火山"

不稳定型心绞痛发作频繁,每次发作时间长达5~10分钟以上,冠状动脉壁内的斑块不稳定,往往有内膜破裂和不完全堵塞的血栓,很小的运动量即超过冠状动脉供血能力,心绞痛极易诱发,或原来稳定的心绞痛发作较前明显增多,病情变为不稳定。因此,它是"冠状动脉中的活火山"。这时,往往有内皮细胞损害,斑块破裂,血小板聚集或不完全堵塞的血栓。多数不稳定型心绞痛病人有"山雨欲来风满楼"的感觉,很快求医或入院。少数病人经过短时间发作后突发急性心肌梗死或心脏猝死。其发病机制见"从易损斑块到易损病人——急性冠状动脉综合征防治的新思路"。

不稳定型心绞痛的危险分层

不稳定型心绞痛根据病情轻重可分为低危、中危、高危3组。低危组指新发或原有劳力性心绞痛加重,时间< 20分钟,ST段压低≤ 1mm;中危组指就诊前1个月内(但48小时内未发作)发作1次或多次,静息心绞痛或梗死后心绞痛,发作时间< 20分钟,ST段压低> 1mm;高危组指就诊前48小时内反复发作,静息心绞痛发作时间> 20分钟,ST段压低> 1mm。不稳定型心绞痛根据严重程度不同,预后有很大差别,因此应该采取不同的防治对策。

不稳定型心绞痛的防治原则

中医云:"急则治其标,缓则治其本","治病必求其本"。这完全适用于不稳定型心绞痛的防治。坚持健康的生活方式,克服冠心病的危险因素，尤其是高血压（将血压降至＜140/＜90mmHg，最好≤120/≤80mmHg）、高血脂、糖尿病和吸烟。坚持他汀类药物积极降脂，将LDL-c降至＜2.6mmol/L（100mg/dl），极高危病人建议＜1.8mmol/L（70mg/dl）；阿司匹林和氯吡格雷抗血小板聚集；β受体阻滞剂抑制交感神经功能、降低心肌耗氧、减少心脏事件。这样，就是坚持冠心病心绞痛的"上游治疗"，见"筑牢预防冠心病的三道防线"中ABCDE步骤。

不稳定型心绞痛的防治应该与非ST段抬高的急性心肌梗死相同。应该静卧、吸氧、镇静、镇痛，建立静脉液路，主要措施是增加心肌供氧，降低心肌需氧，抗凝，抗血小板聚集，"抗栓不溶栓"，见"急性心肌梗死的治疗决策"。

不稳定型心绞痛的药物治疗

硝酸酯类 硝酸酯类主要扩张小静脉，降低心脏前负荷并降低左心室舒张末压，降低心肌耗氧量，从而缓解心绞痛和改善左室功能。硝酸酯类药物可口服、舌下、经皮或经静脉给药。在最初24小时的硝酸酯类治疗有利于稳定症状、控制缺血发作。静脉应用硝酸甘油从5～10μg/min开始，每5～10分钟增加10μg/min，直至症状缓解或出现明显副作用，如头痛或低血压（收缩压达90mmHg或比用药前收缩压下降30mmHg）。静脉应用硝酸甘油的病人，症状消失24小时后，可改用口服制剂或应用皮肤贴剂。耐药现象在持续静脉应用硝酸甘油24～48小时内出现，通常持续静脉点滴硝酸甘油不超过48小时。硝酸酯类用于冠心病的二级预防尚无大型临床试验证据。

β受体阻滞剂 可阻断不稳定型心绞痛时交感-肾上腺素能神经过度兴奋对心脏的有害作用，降低血小板聚集，减慢心率、降低血压，从而减低心肌耗氧，缓解心绞痛，减少心脏事件并降低病死率。大剂量β受体阻滞剂用于稳定型和不稳定型心绞痛患者明显改善预后。大剂量应用时，美托洛尔（倍他乐克）达到200mg/d或以上；比索洛尔（博苏、康可）达到10mg/d或以上；卡维地洛达到50mg/d或以上。若不能耐受，从较小剂量开始，逐渐增加至大剂量，见"β肾上腺素能受体阻滞剂——心脏的保护神"。

钙拮抗剂 抑制钙离子进入细胞内，也抑制心肌细胞兴奋-收缩耦联中钙离子的利用。因而降低动脉压，减轻心脏负荷，抑制心肌收缩，减少心肌氧耗，扩张周围血管和冠状动脉，改善心内膜下心肌供血。治疗冠状动脉痉挛的作用明显超过硝酸酯类。钙拮抗剂与β受体阻滞剂合用，能有效缓解心绞痛发作。有临床试验表明，钙拮抗剂与β受体阻滞剂联用或二者与硝酸酯联用，可有效缓解心绞痛，减少急性心肌梗死、近期死亡和急症PCI和冠状动脉搭桥术。除了硝酸酯类和β受体阻滞剂以外，钙拮抗剂可以作为治疗持续性心肌缺血的有效药物，见"钙拮抗剂——阻击动脉粥样硬化进展，降低心血管事件"。对于变异型心绞痛或自发性心绞痛，大剂量钙拮抗剂可明显缓解心绞痛发作，降低病死率。这时硝苯地平可用至60~80mg/d，地尔硫䓬可用至270~360mg/d，两者合用增加疗效，减少副作用。

肝素和低分子肝素 大型临床试验证实，静脉持续点滴肝素或皮下注射低分子肝素治疗不稳定性心绞痛，与安慰剂相比，显著降低病死率，减少心脏事件，并有效缓解心绞痛发作。但是停用肝素后未合用阿司匹林的患者会发生胸痛加重（缺血反跳），这是因为停用肝素后继发凝血酶活性增高。因此，与阿司匹林合用是安全合理的。也可采取静脉点滴肝素逐渐减量，或应用法安明皮下注射，由每天2次（5~7天）减到1次（可长达3个月），可能会减少或避免上述现象。肝素的推荐用药方法是：先给予80U/kg（5000U）静推，然后以18U/(kg·h)（600~1000U/h）的速度静脉滴注维持。需注意：开始用药时每2小时，调整好剂量后每6小时测定激活的部分凝血活酶时间（APTT），根据APTT调整肝素用量，使APTT控制在45~70秒。但是，肝素对富含血小板和凝血块的血栓作用较少，并且肝素的作用可由于肝素结合血浆蛋白而受影响。低分子肝素与普通肝素相比，具有强效抗Xa作用，其抗Xa/抗Ⅱa约为2~4:1，因而具有更强抗栓作用。低分子肝素可根据体重调节剂量，不需监测，使用方便、出血并发症较少，临床观察表明，低分子肝素的疗效至少等于或优于普通肝素。

抗血小板聚集制剂

阿司匹林（乙酰水杨酸）抑制环氧化酶1，并阻断TXA2的合成，因而血小板聚集旁路被阻断。大型临床试验表明，阿司匹林可降低稳定型心绞痛、不稳定型心绞痛以及急性心肌梗死的发生率和死亡率，并可用于冠心病的二级预防。用量75~150mg/d，小剂量应用肠溶阿司匹林胃肠道反应并不常见，对该药过敏、消化道溃疡、肝硬化门脉高压性胃病、局部出血、出血性疾病和有出血倾向者，则不适合应用本药。

氯吡格雷和噻氯吡啶 是血小板二磷酸腺苷（ADP）受体拮抗剂，氯吡格雷因安全、副作用少，是取代噻氯吡啶的新一代的ADP受体拮抗剂。根据CURE试验的结果，不稳定型心绞痛在标准治疗药物应用的基础上，加用氯吡格雷可进一步使主要心血管终点（心血管死亡、心肌梗死、中风）降低20%，它可成为不稳定型心绞痛的标准治疗药物。氯吡格雷副作用小、作用快，不需要多次复查血象，对阿司匹林不能耐受者，可长期口服氯吡格雷治疗。在植入药物洗脱支架的病人，口服氯吡格雷75mg/d至少9个月（最好1年），而植入普通支架时口服氯吡格雷75mg/d至少1个月。而肠溶阿司匹林 75~150mg/d 应该终身服用。

冠状动脉血运重建术

冠状动脉造影对于揭示冠脉病变很有帮助。对于多支病变、左主干病变及威胁生命和生活质量的严重狭窄病变，应进行冠状动脉血运重建术（PCI 或 CABG），见"冠心病的介入治疗——神奇的疗法"和"冠心病的外科手术治疗——冠状动脉搭桥术"。在介入治疗后应该合用肠溶阿司匹林和氯吡格雷，植入多个支架或有多支病变，并且存在高度活动病变或病情极不稳定时，应该加用血小板膜糖蛋白 IIb / IIIa 受体拮抗剂。

（刘 刚 刘坤申）

23 变异型心绞痛的诊治经验

您可见过印度洋海啸的画面,浊浪排空,惊涛掠岸,世间万物顷刻鲸吞"鱼腹"!

变异型心绞痛的发作与此相似,病情突变,顷刻发生剧烈胸痛、多形性室速或室颤,本来鲜活的生命,瞬间生命垂危或命丧九泉。抢救及时,可力挽狂澜,挽救生命。

临床特点

发作时心电图显示缺血相关部位导联ST段明显抬高,抬高的ST段往往像斜拉索道一样,下滑谷底;而对应导联ST段压低,发作严重时易发生多形性室速或室颤,为突发冠状动脉痉挛所致。心绞痛发作剧烈,往往定时发作,多见于青壮年,发作时瞬间晕厥或虚脱、休克,多因多形性室速、室颤致死,或突发急性心肌梗死。

举例如下:

某男,38岁,因心前区憋闷、剧烈胸痛1月余入某院,多在后半夜至清晨发作。患者入院后查体:心率70~90次/分,血压100~120/70~80mmHg,无高血压、糖尿病史,血脂正常。入院后给予大剂量硝酸酯、阿司匹林、β受体阻滞剂、钙拮抗剂(剂量小)和低分子肝素治疗,患者室颤仍然反复发作10余次,经过电复律和心脏复苏成功。原因何在?经我会诊发现,患者病情突变时,监测导联记录的心电图均为宽窄不同的"城垛样图形",因心电图纸宽度容不下心肌缺血时高大的R波和抬高的ST段,因此,好像"高山"被拦腰截断一样。因严重心肌缺血时心肌内传导障碍,某部位的向量不易被对应部位的向量中和,故严重心肌缺血时R波高大。所以,我即刻判定为变异型心绞痛伴多形性室速发作。于是停用β受体阻滞剂，改用大剂量钙拮抗剂缓释硝苯地平60~80mg/d，分两次服用，地尔硫䓬90毫升/次，每天4次。患者再无胸痛、室速和室颤发作。于是停用大剂量硝酸酯，仅仅口服阿司匹林和大剂量钙拮抗剂，好转出院。2年后随访完全恢复正常。

　　某男，42岁，因心前区憋闷、胸痛半月余，因反复发作ST段抬高1天，以"急性心肌梗死"入某院。查体：心率70~100次/分，血压100~130/60~90mmHg。患者无高血压、糖尿病史，血脂正常，有大量饮酒史。入院后给予大剂量硝酸酯、阿司匹林、β受体阻滞剂和低分子肝素治疗。瞬间患者病情突变，剧烈胸痛、大汗，抬高的ST段像高耸的冰山一样，由R波顶点斜滑至心电图基线上，患者反复发作多形性室速。医生误认为，宽大的波形系室内传导阻滞。于是急请我会诊，宽大下滑的波形系抬高的ST段，经过给予大剂量硝酸酯后，抬高的ST段又很快恢复正常。所以，我即刻判定为变异型心绞痛伴多形性室速发作，不是急性心肌梗死。于是停用β受体阻滞剂，改用大剂量钙拮抗剂缓释硝苯地平80mg/d，分两次服用，地尔硫䓬(合心爽)90毫克/次，每天4次，患者再无胸痛、室速发作。于是停用大剂量硝酸酯，仅仅口服阿司匹林和大剂量钙拮抗剂，好转出院。2月后随访完全恢复正常。

　　某男，60岁，因发作性心前区憋闷半月余，患者以冠心病心绞痛入院。查体：心率70~90次/分，血压110/70~80mmHg，无高血压、糖尿病史，血脂正常。入院后给予大剂量硝酸酯、阿司匹林、β受体阻滞剂、钙拮抗剂治疗，患者仍然反复发作数十次室速。患者病情突变时，监测导联记录高大的R波及下斜形抬高的ST段。我即刻判定为变异型心绞痛。于是停用β受体阻滞剂，改用大剂量钙拮抗剂缓释硝苯地平80mg/d，分两次服用；地尔硫䓬90毫克/次，每日3次。患者再无胸痛、室速发作。于是口服硝酸酯、阿司匹林和大剂量钙拮抗剂，随访10余年完全恢复正常。

　　经过我抢救的变异型心绞痛已经有30余例，均用大剂量钙拮抗剂取得完全康复的良好疗效。这时需要大剂量硝苯地平和大剂量地尔硫䓬合用。地尔硫䓬减低窦性心律并抑制房室传导，而硝苯地平恰好对抗以上副作用，两者合用，疗效互补，相得益彰。

（刘坤申）

24　X综合征——微血管心绞痛的诊治经验

1973年Kemp发现一种奇怪的心绞痛，冠状动脉造影正常，而出现典型的缺血性胸痛，将其命名为"X综合征"，1989年Cannon将其命名为"微血管心绞痛"。

近年来，随着冠状动脉造影的普及，发现了许多冠状动脉造影正常，而出现典型缺血性胸痛的人群，多见于女性，并且在劳力、紧张的当时出现心绞痛，伴有缺血性ST段水平型或下垂型压低，这是真正的冠心病心绞痛吗？是的，是微血管心绞痛。心肌缺血的部位在哪里？研究表明，它是心肌水平的微循环障碍所致。本病预后可能与正常人群相似。此病我已治疗10余例，均效果良好。举例如下：

某女，36岁，患者于一次交通事故后出现胸闷、心悸、胸痛已5年，无高血压和糖尿病史。胸闷、心悸多于紧张劳力时发作，每次约10余分钟，伴有出汗和极度恐惧感，近1个月加重。查体：血压120/70mmHg，心率90次/分，伴频发室性早搏，2-D心脏超声显示左室大小正常，心电图运动负荷试验ST段呈缺血性水平压低，冠状动脉造影正常。诊断为冠心病微血管心绞痛。患者曾在院外给予吸氧、镇静、阿司匹林、硝酸脂、ACE抑制剂、美西律和倍他洛克等治疗，未见任何改善。入院后除上述治疗外，给予疏肝敛阴、调和营卫的中药柴胡、芍药、桂枝、茯苓、半夏、丹参、川芎、红花、元胡、生姜、大枣、甘草等。连服数十剂，患者迅速好转，胸痛、胸闷、心悸完全控制，连多年未愈的失眠、多梦、惊恐也治好了。

某女，48岁，患者于劳力或情绪激动时发作胸闷、心悸、胸痛1年余，无高血压及糖尿病史。胸闷、心悸每次发作约

10余分钟，伴有出汗和极度恐惧感，近1个月加重，曾在外院做冠状动脉造影完全正常，心电图运动负荷试验阳性，院外诊断为微血管心绞痛，经多家医院多年治疗无效。查体：血压120/70mmHg，心率66次/分，2-D心脏超声显示左室不大，复核冠脉造影结果，确属完全正常。入院后诊断冠心病微血管心绞痛、焦虑症。该患者曾在院外给予吸氧、镇静、肠溶阿司匹林、硝酸酯、低分子肝素、钙拮抗剂等治疗，未见任何疗效。入院后继续上述治疗，另外给予柴胡、当归、芍药、桂枝、茯苓、半夏、丹参、红花、元胡、生姜、大枣、甘草等疏肝理气、活血化瘀、调和营卫，服药1月余，胸痛、胸闷、心悸完全控制，多年未愈的惊恐、多梦、失眠也治好了。

某男，40岁，患者于劳力和情绪激动时出现发作胸闷、胸痛2年余，无高血压及糖尿病史。胸闷、心悸每次发作约1~2小时，伴有极度恐惧感，近2个月加重，冠状动脉造影完全正常，心电图呈ST段压低伴有T波深倒置，运动负荷试验阳性，诊断为微血管心绞痛。曾在多家医院治疗无效。查体：血压130/80mmHg，心率76次/分，2-D心脏超声显示左室大小正常，复核冠脉造影完全正常。给予该患者肠溶阿司匹林、钙拮抗剂、ACE抑制剂等治疗，疗效不显著。于是，我给予柴胡、芍药、桂枝、茯苓、半夏、丹参、川芎、红花、元胡、生姜、大枣、甘草等疏肝理气、活血化淤、调和营卫，服药半月余，胸痛、胸闷明显好转，1月后完全控制，多年未愈的惊恐、多梦、心悸、失眠、嗳气也治好了。

此3例应为微血管心绞痛。符合冠状动脉造影正常，心电图运动负荷试验阳性的特点。微血管心绞痛患者麦角新碱激发试验阴性，即不能诱发冠脉痉挛，现在一般不做。而冠状窦取血检查则证实心绞痛时乳酸盐增高，表明它是真正的心绞痛和心肌缺血。这3例患者胸痛很典型，硝酸酯、阿司匹林、β受体阻滞剂、钙拮抗剂、ACE抑制剂和低分子肝素治疗均效果不佳，患者反复发作无良策。给予疏肝理气、活血化淤、调和营卫中药治疗或辅助治疗后，患者均取得显著疗效。其用药治疗的机制见"疏肝理气通气机，调和营卫保心脏"一节。当然，有些微血管心绞痛患者经过数年痛苦的煎熬后也可自动缓解。

（刘坤申）

25 女性冠心病的特点和诊治经验

冠心病是男性的专利吗？答曰：非也，女性也有冠心病。

女性冠心病的特征隐袭，往往像"云黑望月，雾重看花"一样，冠心病的典型特征隐去，症状变化多端，更富有心理和感情色彩，尤其在生气、情绪激动、感情纠葛时出现。往往胸痛不典型，表现为胸背刺痛、闷痛、放射痛、胸胁痛等，时间较长，与劳力关系说不清；不表现胸痛，而表现气短、叹气、嗳气、嘻气、睡眠差、疲乏无力、呼吸困难等。所有这些症状与心血管神经症均难以鉴别。这些特点的出现说明，女性冠心病与心血管神经症可能是伴生的"孪生姊妹"病，两者在女性身上容易相伴相随。另外，可能与女性冠状动脉病变的特点密切相关。

女性冠心病多数见于绝经期过后，多伴有多项心血管病危险因素，如吸烟、高血压、糖尿病、高胆固醇血症和心血管病的阳性家族史。

GUSTO-IIb研究发现，急性冠状动脉综合征时，女性较少出现ST段抬高（27.2%：37%）；ST段抬高的女性心肌梗死患者50%以上仅有0~1支血管病变，10%无冠状动脉病变；女性不稳定型心绞痛患者50%以上仅有0~1支血管病变，30%无冠状动脉病变；女性冠心病时冠状动脉严重狭窄者较少见。女性急性冠状动脉综合征住院期间出血并发症较多，而30天死亡率较高。FRISC-II试验比较了早期介入与非介入治疗策略对不稳定型心绞痛的影响，结果表明，女性12个月时心肌梗死或死亡在早期介入组与非介入组无差异（12.4%：10.5%），并未降低心血管事件的危险性；而RITA3试验研究了早期介入与保守治疗对不稳定型心绞痛预后终点的影响，两组1年时心肌梗死和死亡发生率相似,4个月时保守治疗组有较高的心绞痛发生率,女性亚组分析表明,1年时介入治疗组心肌梗死或死亡有增加的趋势(8.6%:5.1%);急性冠脉事件全球注册登记研究(GRACE)表明,诊断为急性冠脉综合征的女性年龄较高,并发症较多,冠脉病变较轻,出血并发症较多,保守治疗比早期介入治疗结果更好。

女性冠心病的研究发现,虽然冠脉病变较轻,但不稳定型心绞痛更常见。尽管常规药物治疗,5年内65%有持续症状,透壁性心肌梗死较少见,10%再次住院。女性(尤其年轻女性)冠心病的预后与2型糖尿病相似,较男性为差。阿司匹林、他汀类降脂药物和其他冠心病防治药物对女性冠心病疗效较差,但我们采用中医中药治疗取得了很好的疗效。举例如下:

某女,62岁,患者发作性胸痛、胸闷、心悸10余年,有高血压和糖尿病史。胸闷、心悸每次发作约10余分钟,伴有出汗和极度恐惧感,近1个月余加重。查体:血压120~158/60~90mmHg,心率60~90次/分,伴有频发室性早搏,2-D心脏超声显示左室不大,冠状动脉造影显示整个冠脉床血管细小,前降支狭窄80%,回旋支弥漫狭窄60%~80%,右冠状动脉狭窄60%~70%。入院后诊断冠心病不稳定性心绞痛、高血压三级和2型糖尿病。曾在院外给予吸氧、镇静、肠溶阿司匹林、硝酸酯、低分子肝素、美西律和倍他洛克等治疗,未见任何好转。入院后除上述治疗外,给予阿托伐他汀,并加大倍他洛克至200mg/d,并给予柴胡、芍药、桂枝、茯苓、半夏、川芎、丹参、红花、生姜、大枣、甘草等疏肝理气、行血化滞、调和营卫。连服数剂后迅速好转,胸痛、心悸完全控制,连多年未愈的失眠、多梦、易惊等也治好了。

某女,60岁,因劳力或情绪激动时发作胸闷、心悸、胸痛5年余,近半月来胸痛剧烈发作住院,无高血压、糖尿及高脂血症病史。入院后胸闷、心悸仍发作多次,每次约10余分钟左右,伴有恐惧感,心电图胸前导联呈巨"T"倒置,并逐渐加深。血清心肌坏死标志物cTnT显著升高。冠状动脉造影显示,前降支近段内膜不光滑,为冠状动脉轻度病变,其余冠脉完全正常,诊断为冠心病非Q波心肌梗死和焦虑症。查体:血压120/70mmHg,心率66次/分,2-D心脏超声显示心脏不大。该患者曾在院外给予吸氧、镇静、肠溶阿司匹林、硝酸酯、钙拮抗剂和倍他洛克等治疗,疗效不显著。入院后在上述治疗中增加阿托伐他汀,另外给予柴胡、芍药疏肝理气、养肝敛阴,丹参、红花、当归、元胡、川芎等活血化滞,半夏、桂枝、茯苓等平胃降逆、定悸除烦,生姜、大枣、甘草等和胃安中、调和营卫,服药1月余,胸痛、胸闷、心悸、惊恐完全治好了。此例属于冠脉造影仅有轻度病变的非Q波心肌梗死患者,疏肝理气、活血化滞、定悸除烦的中药取得了显著疗效。

某女,72岁,因发作性胸背憋闷10余年,高血压30余年,最高达210/110mmHg,经常在150~160/70~100mmHg,伴有心悸、失眠、无力、头晕等。胸闷每次发作约10分钟左右,伴有出汗和恐惧感,近2个月加重。查体:血压110/70mmHg,心率50次/分伴频发房性早搏,2-D心脏超声显示左室不大,冠状动脉造影显示整个冠脉血管床极度细小,弥漫性狭窄,左主干钙化,近段80%狭窄,前降支近段钙化,70%狭窄,回旋支弥漫性90%狭窄,右冠状动脉完全闭塞。入院后诊断冠心病不稳定性心绞痛、高血压3级,很高危。入院后给予阿托伐他汀和倍他洛克治疗,因严重心动过缓,安装DDD起搏器后调至AAI起搏,起搏心率60次/分,倍他洛克逐渐加量至150mg/d,并合用地尔硫䓬控制心肌缺血,合用科素亚控制血压。患者仍有明显胸闷、心悸,肝郁气滞严重,给予柴胡、芍药、桂枝、茯苓、半夏、勾藤、丹参、川芎、红花、生姜、大枣、甘草等药疏达肝气、活血化滞、调和营卫。连服数剂后迅速好转，胸背憋闷、心悸、失眠、头晕等完全控制。

中医的经典理念认为，"痛则不通，通则不痛"。本篇3例通过"疏肝理气、活血化淤、调和营卫"的中医理法治疗，取得了显著的疗效，这决不是空穴来风，而是有其科学依据的。病理生理学研究发现，女性冠心病患者29%存在心肌水平的微循环灌注障碍。急性冠状动脉综合征时，男性冠状动脉内多见斑块破裂和完全闭塞性血栓形成，而女性冠状动脉内斑块表面完整，仅有内皮细胞的剥脱侵蚀，多发生不完全闭塞性血栓。同时，心肌病理组织学研究发现，心外膜冠状动脉有血栓形成时，女性心肌内的微血管中发现中等或微小栓子的几率更高，而男性微血管中发现微小栓子的情况要少得多。因而，冠状动脉内皮细胞功能障碍，微血管功能障碍，心肌内微循环障碍和微血栓栓塞等可能在女性冠心病的病理生理学中发挥重要作用。因此，疏肝理气、活血化淤、调和营卫的治疗方法取得明显疗效是不难理解的。

（刘坤申）

26 急性心肌梗死的诊断与应急处理

水浒传诗云："赤日炎炎似火烧，野田禾稻半枯焦"。

田野禾稻何以半枯焦呢？正是因为失去"雨露"的滋润。同样，心肌也需要"阳光雨露"的滋润，这种"雨露"就是冠状动脉中源源不断的血流。心肌完全缺血时，就会发生心肌梗死。心肌梗死的主要原因是由于冠状动脉粥样硬化斑块破裂、血栓形成，完全阻塞冠状动脉血流所致。严重时极易导致心脏猝死、休克和心力衰竭。但是，急性心肌梗死早期尽快开通闭塞的冠状动脉，可提高生存率，并保持正常的心功能。所以，急心肌梗死的抢救，"时间就是心肌，时间就是生命"。

急性心肌梗死的应急处理

所有怀疑患有急性心肌梗死的患者，应迅速描记18导联心电图（常规12导联加V7、V8、V9、V3R、V4R、V5R），一旦诊断急性心肌梗死，立刻判断是ST段抬高的心肌梗死或非ST段抬高的心肌梗死（图3）。对ST段抬高的急性心肌梗死争取在就诊后30分钟内开始溶栓治疗，或在90分钟内采用介入治疗，开通闭塞的冠状动脉，此即冠状动脉血运重建术。

缺血性胸痛和心肌梗死的特征性心电图是迅速诊断急性心肌梗死的关键。心肌梗死的特征性症状，通常是胸骨后或心前区剧烈的压榨性疼痛或烧灼感，常伴有濒死感或极度呼吸困难、出汗、恶心、呕吐或晕厥等，可向左上臂、颌部、上腹部、颈部、背部或肩部放散。疼痛通常持续时间长达20分钟以上，含服硝酸甘油不能缓解。同时应注意心肌梗死时非典型部位的疼痛，无疼痛和其他不典型表现。老年人、糖尿病、女性患者可表现为不典型胸痛或无疼痛，而表现呼吸困难。急性心肌梗死要与肺动脉栓塞、主动脉夹层、急性心包炎及急性胸膜炎等引起的胸痛相鉴别。

(1) 急性心肌梗死的诊断标准

下列三条标准中至少具备两条，诊断即可成立：①特征性缺血性胸痛病史；②心电图的动态演变（图3）；③心肌坏死的血清标记物浓度的动态改变过程，见"冠心病的诊断技术"。

(2) 应急处理

① 对急性心肌梗死伴ST段抬高或新出现左束支传导阻滞的患者，应迅速评价是否有溶栓禁忌证，并尽快开始再灌注治疗，入院后30分钟内开始溶栓（溶栓又抗栓）或90分钟内开始球囊扩张，不需等待心肌酶学证据。

② 对非ST段抬高的急性心肌梗死患者，应尽快抗血小板聚集、抗凝、抗栓、抗缺血治疗，即"抗栓不溶栓"，并密切进行心电监护，测定血清心肌坏死标记物浓度及二维超声心动图检查。二维超声心动图可在缺血损伤发生后数分钟内发现节段性室壁运动障碍，有助于急性心肌梗死的早期诊断。

(3) 院前急救

急性心肌梗死患者约50%在发病后1小时内在院外猝死，死因主要是可防可治的致命性心律失常。显然，抢救这些致命性心律失常最佳措施是及时进行电复律。因此，必须在体育运动场、剧院、公园、游乐场、飞机、火车等公共场所配备电复律设备，并在社区医生、交通警察、消防员、公交服务人员中普及人工心肺复苏和电复律的知识与技能，做到有效的现场急救。如有可能，必须尽快送达有条件进行再灌注治疗的医院，进行溶栓或冠状动脉介入治疗。时间就是心肌，时间就是生命，延误抢救生命的关键时间，就永远地损失了心肌，永久失去了生命。

（籍振国　刘坤申）

27 急性心肌梗死的治疗决策

急性心肌梗死抢救时有一句有名的谚语:"时间就是心肌,时间就是生命"。

因此,急性心肌梗死的一切治疗手段必须基于这个原则。

一般治疗

(1) 常规处理　包括持续心电、血压和血氧饱和度监测,及时发现和处理心律失常、低氧血症和血流动力学异常。对于危重病人,建立可靠静脉通道非常重要。最好采用中心静脉(锁骨下静脉插管)建立静脉通道,保持给药途径畅通,并可监测中心静脉压。结合患者是否能平卧、血压高低、心率快慢、有无肺部啰音、有无紫绀、脉搏强弱、尿量多少等,即可明确判定患者的血流动力学状况。举例如下:患者能平卧,血压 < 80/60mmHg,心率 > 110 次/分,无肺部啰音,有轻度紫绀,脉搏弱,尿少,中心静脉压 < $5cmH_2O$,结合患者有失水病史,很显然,患者的低血压(休克)是由于低血容量所致。另一患者不能平卧,血压 < 80/60mmHg,心率 > 110 次/分,有肺部啰音,有轻度紫绀,脉搏弱,尿少,中心静脉压 > $15cmH_2O$。很显然,患者的低血压(休克)是由心源性休克(心力衰竭+休克)所致。根据监测情况,纠正水、电解质及酸碱平衡失调。

(2) 卧床休息　可降低心肌耗氧量减少心肌损害。对血流动力学稳定、已经做过冠脉介入且无并发症的急性心肌梗死患者,一般卧床休息 1~3 天;对病情不稳定,尤其是低血压、休克、心力衰竭等高危患者,卧床时间应适当延长,直到病情稳定。

(3) 饮食和通便 患者胸痛消失后可以给予流质饮食，以减少大便次数。所有急性心肌梗死患者均应使用缓泻剂，以防止大便用力，减少心肌耗氧，减少发生心脏破裂、心律失常和心力衰竭的可能性。

(4) 镇痛 急性心肌梗死时，剧烈胸痛使交感神经过度兴奋，产生心动过速、血压升高和心肌收缩功能增强，从而增加心肌耗氧量，并易诱发快速室性心律失常。应该迅速给予镇痛剂，可给吗啡 3mg 静脉注射，必要时每 5 分钟重复 1 次，总量不超过 15mg。副作用有恶心、呕吐、低血压和呼吸抑制。一旦出现呼吸抑制，可每隔 3 分钟静脉注射纳洛酮 0.4mg（最多 3 次）以拮抗之。

(5) 吸氧 急性心肌梗死患者初期，即使无并发症，也应给氧，以纠正因肺淤血和肺通气/血流比例失调所致的中度缺氧。在严重左心衰竭、肺水肿和有机械并发症的患者，多伴有严重低氧血症，需面罩给氧 6~8 升 / 分，或采用气管插管机械通气。

ST 段抬高心肌梗死的再灌注治疗

急性心肌梗死发病后 1 小时内溶栓治疗的开通率可达 80% 以上，随着时间的延长，开通率不断降低，最佳时间是在前 3 小时内，尤其对前壁心肌梗塞，收缩压 < 100mmHg 或心率增快 > 100 次 / 分者意义更大。同样，冠脉介入治疗越早预后越好。时间就是心肌，时间就是生命，时间就是心功能良好的决定因素。

(1) 溶栓治疗 一系列大型临床试验结果表明，急性心肌梗死发病后 6 小时内溶栓治疗可明显降低病死率 25%；但对发病后 6~12 小时仍有胸痛及 ST 段抬高的患者，溶栓治疗仍可获益。溶栓治疗可能通过挽救濒死心肌、防止心室重塑获益。

① 溶栓治疗的适应证

● 两个或两个以上相邻导联ST段抬高（胸导联≥0.2mV，肢体导联≥0.1mV）或急性心肌梗死伴新发生的左束支传导阻滞，起病时间＜12小时，年龄＜75岁（ACC/AHA指南列为Ⅰ类适应证）。

● 前壁心肌梗死、收缩压＜100mmHg或心率增快＞100次/分的患者，治疗价值更大。

● 年龄≥75岁，ST段抬高的患者，无论是否溶栓治疗，心肌梗死死亡的危险性均很大，但溶栓治疗仍能降低死亡率，溶栓治疗每1000例患者仍可多挽救10人的生命，故仍可考虑溶栓治疗（ACC/AHA指南列为Ⅱa类适应证）。

● 高龄心肌梗死就诊时血压＞180/＞110mmHg，这类患者颅内出血的危险性较大。对这些患者首先应镇痛、应用ACE抑制剂、β受体阻滞剂等，将血压降至＜150/＜90mmHg时再行溶栓治疗。

② 溶栓治疗的禁忌证 包括：出血性脑卒中病史；1年内缺血性脑卒中或脑血管事件病史；颅内肿瘤；近期创伤、手术或活动性内脏出血；主动脉夹层；严重高血压；严重肝肾疾病；妊娠；华发令抗凝等。

③ 溶栓剂的使用方法

尿激酶 为我国应用最广的溶栓剂，根据我国的几项大型临床试验结果，目前建议剂量为150万U于30分钟内静脉滴注，配合低分子量肝素4000～5000U皮下注射，每天2次，共5～7天。其实，除了rt-PA外，溶栓后常规应用肝素是一种习惯，并未证实肯定有价值。

链激酶或重组链激酶 根据国内外几项大型临床试验结果，150万U于1小时内静脉滴注，配合低分子量肝素4000～5000U皮下注射，每天2次，共5～7天。

重组组织型纤溶酶原激活剂（rtPA） 国外较为普遍的

用法为加速给药方案(即GUSTO方案)。首先静脉注射15mg，继之在 30 分钟内静脉滴注 0.75mg/kg（不超过 50mg），再在 60 分钟内静脉滴注 0.5mg/kg（不超过 35mg）。给药前静脉注射肝素 5000U，继之以 1000U/h 的速率静脉滴注，以 APTT 结果调整肝素给药剂量，使 APTT 维持在 60～80 秒钟。鉴于东西方人群凝血活性可能存在差异以及我国脑出血发生率高于西方人群，我国进行的 TUCC 试验（中国 rt-PA 与尿激酶对比研究），临床试验应用 50mg 的 rt-PA（8mg 静脉注射，42mg 在 90 分钟内静脉滴注，配合肝素静脉应用，方法同上）也取得了较好疗效。其90分钟冠状动脉造影通畅率明显高于尿激酶（79.3% : 53.0%，$P = 0.001$）。出血需要输血及脑出血发生率与尿激酶组无显著差异。

④ 溶栓治疗的并发症

出血　轻度出血时仅皮肤、黏膜出血，肉眼及显微镜下可见血尿、或小量咯血、呕血等。穿刺或注射部位少量瘀斑不作为并发症。重度出血可有大量咯血或消化道大出血、腹膜后出血等引起失血性低血压或休克需要输血者；主要治疗措施为快速输入新鲜血，补充凝血物质纤维蛋白原。危及生命的出血包括颅内、蛛网膜下腔、纵隔内和心包内出血。

再灌注性心律失常　密切注意溶栓剂输入的后半过程和输入溶栓剂后 0.5～1.0 小时内，在这段时间内易发室速、室颤和心室停搏等致命性再灌注性心律失常，及时采取措施，即可化险为夷。

(2) 急性心肌梗死介入治疗

急性心肌梗死患者若在发病后的 6 小时内完成对梗死相关动脉的介入治疗将对挽救心肌、挽救生命十分有效，介入治疗越早越好，见"冠心病的介入治疗——神奇的疗法"篇。

(籍振国　刘坤申)

28　急性心肌梗死的药物治疗

对于非ST段抬高的急性冠脉综合征，有一句谚语曰："抗栓不溶栓"。因此，对于非ST段抬高的急性冠状动脉综合征，抗凝抗栓药物治疗非常重要。

非ST段抬高心肌梗死的药物治疗

临床资料显示，约一半的急性心肌梗死患者有心肌坏死的酶学证据，但心电图表现为ST段压低而非ST段抬高，即非ST段抬高的急性冠状动脉综合征。患者的最初药物治疗除了避免溶栓治疗外，其他治疗与ST段抬高的急性冠状动脉综合征相同。

冠状动脉内镜检查发现在非ST段抬高的急性冠状动脉综合征患者中，梗死相关动脉内新鲜血栓检出率高达80%~90%，但是以白色血小板血栓和混合性血栓为主，红血栓所占比例较少。TIMI-IIB等研究证实，溶栓治疗徒劳无益，反而有增加急性心肌梗死发生率的倾向，故应"抗栓不溶栓"。

（1）血小板膜糖蛋白（GP）IIb/IIIa受体拮抗剂　与阿司匹林相比，治疗非ST段抬高的急性冠状动脉综合征疗效并不优于阿司匹林。

（2）低分子量肝素　临床试验研究（ESSENCE、TIMI-IIB和FRAXIS）显示，对于非ST段抬高的急性冠状动脉综合征患者，低分子量肝素降低心脏事件方面优于或等于静脉滴注肝素的疗效。由于其使用方便，不需监测凝血时间，不会产生普通肝素引起的血小板减少症的情况，故主张用低分子量肝素替代普通肝素治疗非ST段抬高的急性冠状动脉综合征患者。

介入治疗　对非ST段抬高的急性心肌梗死，急症介入治疗是否优于保守治疗现尚有分歧。主要原因如下：急性心肌梗死PCI技术非常成熟的中心，获益明显大于风险；而急诊PCI技术尚不成熟的中心，则风险明显大于获益。因此，对于多支严重狭窄病变、有陈旧性心肌梗死以及合并高血压、糖尿病、代谢紊乱等的非ST段抬高的急性心肌梗死患者，紧急介入治疗的风险要大于获益。因此，稳妥的治疗策略应对患者进行危险性分层，低、中危患者首先强化内科治疗，稳定病情后可择期行冠状动脉造影和介入治疗；对于高危患者选择紧急介入治疗还是先稳定病情，应该根据每个医院的条件、经验和优势进行抉择，决不能"削足适履，机械搬用"。

急性心肌梗死的药物治疗

急性心肌梗死的药物治疗，与非ST段抬高的急性冠状动脉综合征相同。

（1）硝酸酯类药物　硝酸酯类药物的主要作用是松弛血管平滑肌，产生血管扩张的作用。该药对静脉的扩张作用明显强于对动脉的扩张作用。周围静脉的扩张可降低心脏前负荷，动脉的扩张可减轻心脏后负荷，从而减少心脏做功和心肌耗氧量。硝酸酯类药物还可直接扩张冠状动脉，增加心肌血流量，预防和解除冠状动脉痉挛，对于已有严重狭窄的冠状动脉，硝酸酯类药物可通过扩张侧支循环的血管增加缺血区血流，改善心内膜下心肌缺血，并可能预防左心室重塑。常用的硝酸酯类药物包括硝酸甘油、硝酸异山梨酯和5-单硝山梨醇酯。小样本临床试验资料显示，前壁急性心肌梗死患者使用硝酸酯类药物可轻度降低病死率。前壁急性心肌梗死早期通常给予硝酸甘油静脉滴注24～48小时。对急性心肌梗死伴再发性心肌缺血、充血性心力衰竭或需处理的高血压患者为适应证。静脉滴注硝酸甘油应从低剂量开始，即

10μg/min，可酌情逐渐增加剂量，每5~10分钟增加5~10μg/min，直至症状控制、血压正常或动脉收缩压降低10mmHg，或高血压患者动脉收缩压降低30mmHg。在静脉滴注过程中，如果出现明显心率加快或收缩压≤90mmHg，应减慢滴注速度或暂停使用。静脉滴注硝酸甘油的最高剂量以不超过100μg/min为宜，过高剂量可增加低血压的危险，对急性心肌梗死患者同样是不利的。硝酸甘油持续静脉滴注的时限为24~48小时。虽然有些人在急性心肌梗死患者常规应用硝酸甘油静脉滴注，然而，必须"审时度势"。硝酸甘油的严重副作用有剧烈头痛、反射性心动过速、恶心、呕吐、严重低血压，并可诱发严重窦性心动过缓或心脏停搏，加重心肌缺血。在严重低血压＜90/60mmHg、严重窦性心动过缓＜50次/分、严重窦性心动过速＞110次/分时必须禁用硝酸甘油。出现上述反应时立即停药，抬高下肢，快速输液，并给予阿托品（窦性心动过缓时），严重低血压时给予多巴胺。急性下壁伴右室心肌梗死时容易出现低血压，应慎用硝酸甘油。硝酸甘油并没有减低心肌梗死病死率的有力证据。

（2）抗血小板治疗　冠状动脉内斑块破裂诱发局部血栓形成是导致急性心肌梗死的主要原因，其中血小板活化起着十分重要的作用。因此，抗血小板治疗成为急性心肌梗死的重要治疗措施，溶栓前即应积极使用。阿司匹林和氯吡格雷是目前临床上常用的抗血小板药物。

① 阿司匹林　阿司匹林通过抑制血小板内的环氧化酶使血栓素A2（TXA2）合成减少，而前列环素（PGI2）生成增多，达到不可逆地抑制血小板聚集的作用。只有新生血小板占到整体的10%时，血小板功能才可恢复正常，所以阿司匹林每天维持服用即可。阿司匹林口服的生物利用度为70%左右，1~2小时内血浆浓度达高峰，半衰期随剂量增加而延长。急性心肌梗死时阿司匹林用量为150~300mg/d，首次服用时

应选择水溶性阿司匹林或肠溶阿司匹林嚼服以达到迅速吸收的目的。3天后改为小剂量75～150mg/d维持。所有急性心肌梗死患者，只要无禁忌证，均应立即口服阿司匹林，阿司匹林可使急性心肌梗死死亡率减低25%。

② 氯吡格雷　主要抑制ADP诱导的血小板聚集，其化学结构与噻氯匹定十分相似，口服后起效快，副反应明显低于噻氯匹定，现已成为噻氯匹定替代药物。急症介入治疗时，初始剂量300～600mg，以后维持剂量75mg/d维持。

(3) 阿托品　主要用于急性下壁心肌梗死伴有窦性心动过缓、心室停搏和一度（或二度一型）房室传导阻滞患者，可给阿托品0.75～1.0mg静脉注射，必要时每3～5分钟可重复使用，总量应＜2.5mg。

(4) 抗凝治疗　凝血酶使纤维蛋白原转变为纤维蛋白，并最终形成红色血栓。因此，抑制凝血酶至关重要。抑制途径包括抑制其生成的关键环节——凝血活酶Xa和直接灭活已形成的凝血酶IIa。抑制Xa较抑制IIa对预防血栓形成更有效。

① 普通肝素　肝素作为对抗凝血酶的药物在临床上应用最普遍，对于ST段抬高的急性心肌梗死，肝素作为溶栓治疗的辅助用药，而对于非ST段抬高的急性心肌梗死，静脉滴注肝素为常规治疗。一般使用方法是先静脉推注5000U冲击量，继之以800～1000U/h左右，维持静脉滴注，每4～6小时测定1次APTT，使其保持在50～80秒。静脉肝素一般使用时间为48～72小时，以后可改用皮下注射低分子肝素钙4000～5000 U，每12小时一次注射，共2～3天。在左心室有附壁血栓形成、心房颤动或有动脉血栓栓塞史的患者，静脉肝素治疗时间可适当延长或改口服抗凝药物。rt-PA为选择性溶栓剂，半衰期短，对全身纤维蛋白原影响较小，血栓溶解后仍有再次血栓形成的可能。因此，溶栓前先静脉注射肝素5000 U冲击量，继之以1000U/h维持静脉滴注48小时，根据APTT调整肝素剂量。48小时后改用

皮下低分子肝素4000~5000U，每天2次治疗2~3天。尿激酶和链激酶均为非选择性溶栓剂，消耗因子V和Ⅷ，大量降解纤维蛋白原，因此溶栓期间或之后不需要充分抗凝治疗，溶栓后6小时开始测定APTT，待APTT降至70秒以内时给予皮下低分子肝素治疗。

② 低分子肝素 低分子肝素为普通肝素的一个片段，平均分子量约在4000~6500之间，其抗因子Xa的作用是普通肝素的2~4倍，但抗Ⅱa的作用弱于后者。多个大型临床试验证明低分子量肝素在降低不稳定性心绞痛患者的心脏事件方面优于或者等于静脉滴注普通肝素。鉴于低分子肝素应用方便，不需监测凝血时间，出血并发症低等优点，建议用低分子量肝素代替普通肝素。

(5) β受体阻滞剂 β受体阻滞剂通过减慢心率、降低血压和减低心肌收缩力来减少心肌耗氧量，改善缺血区氧的供需失衡、缩小心肌梗死面积，并降低急性期病死率。因此，只要无用药禁忌证，即应及早应用。常用的β受体阻滞剂为美托洛尔、比索洛尔和卡维地洛。美托洛尔常用剂量为100~250 mg/d，分2~3次口服；比索洛尔为10mg/d，一次口服；卡维地洛为25mg/d，每天2次口服。用药期间需严密观察，使用剂量必须个体化。在急性前壁心肌梗死伴剧烈胸痛和高血压的患者，β受体阻滞剂亦可静脉使用，美托洛尔静脉注射剂量为5毫克/次，间隔5分钟后可再给予1~2次，然后继续口服100-200mg/d维持治疗，但是剂量必须个体化，并应仔细除外潜在的低血容量和心力衰竭，否则可能使病情恶化。

β受体阻滞剂治疗的禁忌证为：①心率<50次/分；②动脉收缩压<90mmHg；③中、重度左心衰竭（≥Killip Ⅲ级）；④二、三度房室传导阻滞或PR间期>0.26s；⑤严重慢性阻塞性肺部疾病或哮喘；⑥末梢循环灌注不良。

(6) ACE 抑制剂　多个大型临床试验证实，急性心肌梗死早期使用 ACE 抑制剂能降低死亡率，尤其是前 6 周的死亡率降低最显著，前壁心肌梗死伴有左心室功能不全的患者获益最大。在溶栓治疗后无禁忌证、血压稳定的患者，即可应用 ACE 抑制剂。ACE 抑制剂使用的剂量和时限应视患者情况而定。急性心肌梗死早期 ACE 抑制剂应从低剂量开始，逐渐增加剂量。例如，初始给予卡托普利 6.25mg 作为试验剂量，一天内可加至 12.5～25mg，每天 3 次。长期应用可防治心肌梗死后的心室重构。

急性心肌梗死的药物治疗均经过大型临床试验证实，临床医生应该根据最新大型临床试验的结果和权威学术机构制定的急性心肌梗死药物治疗指南，并根据自己的实践经验，把握适应证和禁忌证，灵活运用权威学术机构制定的急性心肌梗死药物治疗指南。

（籍振国　刘坤申）

29 急性心肌梗死的并发症和相关问题的处理

心肌再灌注损伤的有关并发症

冠脉血运重建时,缺血受损的心肌不一定都能恢复正常的功能和结构,甚至还会出现损伤加重的表现。实验研究发现,血运重建后心肌细胞水肿、结构破坏、心肌内出血、心功能低下、大量酶外溢,并出现各种心律失常。再灌注损伤的原因主要有氧自由基损伤和钙超负荷学说。

(1) 再灌注心律失常 再灌注心律失常的发生率约80%左右,绝大多数发生在血管再通的当时或几分钟之内,以加速性室性自主节律最常见,具有特征性。也可出现室性过早搏动、室速和室颤;缓慢性心律失常,如窦性心动过缓或房室传导阻滞多见于下、后壁急性心肌梗死时。再灌注心律失常可用药物控制,如利多卡因、胺碘酮或阿托品;或采用电学方法治疗,如心脏起搏或直流电复律。因此血运重建的全过程要在心电监护和抢救设备备而待用的情况下进行。

(2) 心肌顿抑和冬眠 冠脉血流阻断而后再灌注时,出现心肌功能延迟恢复的现象,称为顿抑心肌,可持续数小时至数日后完全恢复正常,检查发现局部高能磷酸盐储备降低。长期慢性心肌缺血时,心肌收缩功能受到抑制,当供血恢复以后,心功能、生化代谢及超微结构异常也可恢复,称之为冬眠心肌(hibernating myocardium)。它也是心肌对慢性缺血的一种代偿机制,心肌在缺血时降低做功、减少氧耗,是最大限度地维持心肌存活的一种保护性反应。心肌顿抑和心肌冬眠常同时存在,在心脏介入治疗或CABG后心肌供血恢复,通过超声心动图观察发现,室壁运动数周或数月后才能基本恢复正常,射血分数显著增加。

(3)缺血预适应对心肌细胞的保护作用　动物试验证明，反复多次阻断冠状动脉血流，其后引起ST段抬高的程度和心肌乳酸水平升高的程度依次减轻，反复的心肌缺血可提高室颤阈值，这种情况称为缺血预适应（preconditioning），它对心肌缺血起到明显的保护作用。反复缺血预适应可缩小梗塞面积，促进心肌收缩功能恢复，减少再灌注心律失常。临床上反复缺血发作的冠心病人，急性心肌梗塞后的并发症较少，心脏功能较好，预后较无缺血预适应者明显良好。

心脏破裂易防而难治

　　心脏破裂包括左心室游离壁（与心包紧贴的心室壁）破裂、室间隔破裂和心室乳头肌断裂。左心室游离壁破裂时，突然意识丧失、无心跳、无脉搏、无呼吸、无血压，突然死亡，而心电图却为完好的窦性心律、窦性心动过缓或交界区心律，这就是"电-机械分离"。在急性心肌梗死后（尤其在心肌梗死后第1天内）发生"电-机械分离"，是诊断左心室游离壁破裂的典型证据。室间隔破裂时在胸骨下部4～5肋间可闻及3级以上收缩期杂音伴有震颤，有时收缩期杂音可位于心尖部，伴有血压下降或极度衰竭。而乳头肌断裂杂音位于心尖部，向左腋下传导或全无杂音，迅速发生循环衰竭为特征。心脏破裂尤其易发生于高龄、女性、血压高，前壁心肌梗死，无陈旧性心肌梗死病史，无心绞痛和心力衰竭过去史，急性心肌梗死后就医晚、劳累、紧张，未用β受体阻滞剂和ACE抑制剂的初发Q波心肌梗死的患者，尤其是无痛性心肌梗死患者，不知休息仍在忘我工作的病人。对于上述患者重点预防，尤其应该尽早进行冠脉PCI治疗和足量应用β受体阻滞剂和ACE抑制剂治疗。心脏破裂可防难治，对于此种并发症，神鬼莫救，应该重在预防。

最近我们抢救成功1例极度衰竭的室间隔破裂患者，特举例如下：

患者，女，68岁，25天前患急性广泛前壁心肌梗死，5天来极度呼吸困难、紫绀、不能平卧、四肢发凉、昏睡、意识淡漠，查体发现血压70～80/50～60mmHg，心率100-110次/分，脉搏细微，两肺干湿啰音，心尖部闻及响亮的收缩杂音伴有震颤，超声心动图发现心尖部巨大室壁瘤伴有心尖部室间隔穿孔达2.6cm。危在旦夕，其主要症结是左右心室间的室间隔破裂，本来左右心室间压力相差3～5倍，出现这个大洞后，左心室血液急速流入右心室，其势能如江河决口，病情急转直下。因我院做先心病室间隔封堵治疗，家属强烈要求试用封堵伞封堵治疗，用介入方法封堵室间隔穿孔，经过半小时努力，手术神奇成功了。患者立刻血压升到98/70mmHg，意识清楚，响亮的收缩杂音听不到了。然后经过冠心病急性心肌梗死的系统治疗，患者神奇地恢复了健康。

恢复期预后评价及处理

急性心肌梗死恢复期患者，无明显心肌缺血症状、血流动力学稳定、无心力衰竭及严重室性心律失常，可用下列无创性检查进行评价。

(1) 心电图运动负荷试验　患者于出院前（心肌梗死后10～14天）行症状限制性心电图运动负荷试验。若心电图ST段呈缺血性压低者，1年的死亡率较高。运动试验持续时间也是重要的预后预测因素，能完成5个代谢当量（METs）不出现ST段压低，且运动中收缩期血压正常或升高者较为安全。

(2) 动态心电图检查　心肌梗死后动态心电图有缺血性ST段压低存在则提示日后发生心血管事件的可能性增加，预后不良。

(3) 心肌缺血或梗死范围的测量　临床研究显示，最终梗死范围的大小是患者生存率和生活质量的重要决定因素。^{201}铊或^{99}mTcMIBI心肌灌注显像可用以评价梗死范围,并预测心肌梗死患者的预后。

(4) 存活心肌的评价 冬眠心肌和顿抑心肌均是存活心肌,但心功能下降,采用^{201}铊显像、正电子发射型计算机体层扫描(PET)以及小剂量多巴酚丁胺负荷超声心动图均可检测出心肌梗死后的存活心肌,其中PET检测的敏感性最高,但价格昂贵;多巴酚丁胺负荷超声心动图亦有较高的阳性预测价值。临床评价显示,部分因心肌缺血导致左心室功能障碍的患者可通过存活心肌的检测与相应的血管重建术而得到改善。

(5) 心功能评价 心肌梗死后左心室功能是未来心血管事件较准确的预测因子之一。用来评估左心室功能状况的多种指标和检测技术,如患者的症状(劳累性呼吸困难)、体征(颈静脉压升高、心脏扩大、S3奔马律)、运动持续时间(活动平板运动时间),以及用左室造影、放射性核素心室显影及2-D超声心动图检查测定的左室EF等均对预后有显著的预测价值。左室造影显示,心肌梗死后左室收缩末期容积>130ml,比左室EF<40%或舒张末期容积增加在预测死亡率方面有更高价值。

(6) 室性心律失常检测与评价 在心肌梗死后1年内出现恶性室性心律失常者其危险性较大,是猝死发生的重要预测因子。心肌梗死患者出院前动态心电图检测若发现频发室性早搏或更严重的室性异位心律,如非持续性室速,都与死亡率增加相关。

古人云:"凡事预则立,不预则废"。

通过以上检查,发现心肌缺血证据时,应该通过冠状动脉造影和心室造影进行评价,必要时应该进行冠状动脉介入治疗或冠状动脉搭桥术。与此同时,对于患者的心血管危险因素应该进行全面评估，并应进行全面积极的干预治疗。

(籍振国　刘坤申)

30 冠心病的介入治疗——神奇的疗法

中医有句名言，曰："痛则不通，通则不痛。"

一语将冠心病心绞痛发生的机制道破。在科学技术不发达的古代，要想使堵塞的冠状动脉立刻畅通，是做梦也想不到的。今天，医生采用一种特制的导管将冠状动脉狭窄部位扩开，并用组织相容性支架使已扩张的冠状动脉充分张开，使神话变为现实。现在，这种疗法通称为"经皮冠状动脉介入治疗"（Percutaneous Coronary Intervention, PCI），即"PCI"。

1977年Gruentzig首先将经皮冠状动脉腔内成形术（PTCA）应用于临床，他用一种前端带有可扩张球囊的心导管扩张冠状动脉的狭窄部位，解除冠状动脉血流阻塞，改善心肌供血。这种方法开创了冠心病介入心脏病学的新纪元，从此繁花似锦，异彩纷呈。

冠心病介入治疗的适应证

（1）冠心病心绞痛

① 患者无症状或仅有轻度心绞痛，并具有下列临床情况：a.患者无糖尿病，有1~2支血管病变，并支配较大区域的存活心肌，心电图负荷试验显示所支配区域心肌缺血，PCI治疗成功可能性大；b.患者有糖尿病，有1~2支血管病变，病变血管支配中等量的存活心肌，心电图负荷试验显示所支配区域心肌缺血，PCI治疗成功可能性大，因药物洗脱支架有良好的抗支架内再狭窄作用，大多认为可行PCI治疗；c.3支血管病变、病变血管支配中等量的存活心肌，PCI治疗成功可能性很大，负荷试验显示心肌缺血的证据，因药物洗脱支架有良好的抗支架内再狭窄作用，可考虑PCI治疗，但其疗效

尚待证实。

② 患者有中、重度心绞痛或左心室收缩功能降低,药物治疗效果欠佳,血运重建术可明显缓解心绞痛发作并改善心功能和延长寿命,应早期进行冠状动脉造影和血运重建治疗,对高危患者尤其有价值。若狭窄血管支配中大范围的存活心肌,负荷试验显示明显心肌缺血,PCI治疗成功可能性大而危险性小,为公认的适应证。另外,静脉桥局限病变,不适合再次冠状动脉搭桥术者可行PCI治疗。

下列情况进行PCI治疗,必须慎重考虑,权衡利弊:a. 多支冠状动脉的中高危病变,伴有左主干、前降支近段病变,合并糖尿病或左心室功能不全;b. 没有心肌缺血的客观证据,狭窄<50%;c. 适合冠状动脉搭桥术的严重左主干病变,或左主干病变狭窄<50%;d. PCI治疗有发生严重并发症或死亡的高危因素,属于相对禁忌证。

近几年随着器械的改进和技术的提高,尤其是药物洗脱支架的成功应用,PCI治疗并发症逐渐减少。对有适应证的患者行PCI治疗可缓解症状,减少心脏事件的发生,适应证已有所拓宽。

(2) 心肌梗死

急性ST段抬高型心肌梗死时PCI治疗是有效的重建冠状动脉血流的手段,由经验丰富的操作者完成,并在具备条件的医疗中心实施,在发病后6小时内行PCI治疗,可显著降低病死率,改善心功能,并改善预后。适应证为:ST段抬高和新发左束支传导阻滞的急性心肌梗死患者,发病后在6小时内;或发作病后已达12小时或>12小时,但症状仍持续,不适合溶栓治疗的患者。具有脑血管病史(尤其脑出血)、近期外伤或手术史、溃疡病史、肝硬化、高龄、瘦弱女性、严重高血压等有出血倾向的患者,PCI治疗是溶栓治疗的最佳替代方法。

急性心肌梗死时PCI治疗在下列情况可显著获益：① ST抬高型急性心肌梗死发病后6小时内，不进行溶栓治疗，直接进行PCI；② 溶栓治疗失败后仍有持续性胸痛的患者进行补救性PCI，与延期PCI相比，补救性PCI明显提高梗死相关血管的早期开通率，改善梗死区室壁运动，并减少心脏事件；③ PCI治疗心源性休克，可使一半患者挽救生命；④ 易化PCI是先用组织型纤溶酶原激活剂（tPA）半量溶栓，然后再转至PCI治疗中心进行PCI治疗，其疗效优于单纯溶栓治疗；⑤ 急性心肌梗死后择期PCI，对于心肌梗死后仍有缺血症状、心功能不全或心电图负荷试验有明显缺血表现，并证实梗死区存在存活心肌的患者，可明显改善心功能，并改善预后。

再强调一遍，"痛则不通，通则不痛"。凡是在运动或劳力的当时有胸痛发作，或心肌梗死后仍有胸痛发作者，一定要提高警惕，胸痛发作就意味着运动时心肌缺血，就意味着冠状动脉"不通"。紧急缓解胸痛发作，立刻能做到"通则不痛"者，就是PCI治疗，这叫做"急则治其标"。但是，随着PCI治疗技术日益成熟，介入治疗用品日臻完善，远期成功率日益提高。广大经过PCI治疗成功的患者，已经体会到这项技术"治本"的"涵义"。

无论如何，冠心病是全身动脉粥样硬化的局部表现，采用健康的生活方式，改善膳食结构，坚持不懈地克服或避免心血管病危险因素，采用大型临床试验证实行之有效的药物进行防治十分重要。见"筑牢预防冠心病的三道防线"。

(籍振国　刘坤申)

31 冠心病的外科手术治疗——冠状动脉搭桥术

"一桥飞架南北,天堑变通途。"

您见过河南林州的红旗渠吗?滚滚河水从桥上流过,翻山越谷,天堑变通途。这种奇迹在人体内也变为现实。医生在主动脉根部和冠状动脉狭窄部位以远的血管间进行主动脉-冠状动脉搭桥术,解决冠状动脉重度狭窄导致的心肌缺血问题。这是"一桥飞架南北,血流变通途"。

冠状动脉搭桥术主要解决 PCI 治疗困难的患者。冠状动脉造影后,如果发现冠状动脉 3 个主要分支(前降支、回旋支、右冠状动脉)有重度狭窄(狭窄程度超过75%),有多支弥漫性病变、左主干病变,不论症状轻重,均应考虑冠状动脉搭桥术。

冠状动脉搭桥术是用自身内乳动脉和/或大隐静脉进行主动脉-冠状动脉搭桥,可在体外循环心脏停跳下搭桥,也可在非体外循环心脏不停跳下进行搭桥术。后一搭桥术改进如下:不需要打开心腔和血管,不需要将血液引流到人工体外循环机,而是在心脏不停跳情况下,将有病的血管处用特殊装置吸附,使该部"相对静止",而后进行搭桥。这种方法避免了常规搭桥手术中体外循环的损伤,减少并发症70%,明显降低了手术风险和死亡率。特别对于老年、重症冠心病、左心室射血分数降低,合并重要脏器损害的患者,会给患者带来更大益处,更加安全。

不停跳手术病人在术后 4~5 小时即可清醒,多数病人在术后 12 小时内可拔除气管插管。通常在术后第 2 天即可离开监护病房,回到普通病房。第 3 天即可下地活动。如果恢复顺利,没有特殊情况,病人在术后 7~10 天即可出院。术后早期及恢复期适当活动对于恢复体力及维持"桥"的通畅都是有益的。术后1～3月可逐步恢复正常工作。显而易见，与常规搭桥手术相比较，病人恢复快，住院时间缩短，出血少，60%～70%的患者不需输血。医疗费用可降低30%～50%。

患者最关心的是"桥"的通畅率，据国内外大组病例研究，非体外循环冠状动脉搭桥术吻合口通畅率与常规搭桥术相同。一般80岁以上的老人可单独使用大隐静脉搭桥，55岁以下可考虑全用动脉搭桥，其他年龄病人可用一根内乳动脉加大隐静脉搭桥。动脉桥维持的时间长，通畅率高，基本上可以维持终生。而静脉桥的再狭窄率比动脉桥高，维持通畅率在10年左右。

冠状动脉搭桥术后仍应注意采用健康的生活方式，改善饮食结构，坚持不懈地克服或避免心血管病危险因素，并坚持采用大型临床试验证明有效的药物治疗，见"筑牢预防冠心病的三道防线"。若不注意生活方式改良和长期合理用药，"血管桥"会面临再堵的危险。

（籍振国　刘坤申）

第五部分 冠心病并发心力衰竭的防治策略

古语云:"凡事预则立,不预则废"。

在新千年到来之际,Braunwald预言,"心力衰竭是21世纪的流行病"。其预言简直入木三分。由于逐渐进入老龄社会和冠心病的流行,心肌缺血和心肌梗死并发心力衰竭已成为21世纪的流行病。目前冠心病并发的心力衰竭,约占心力衰竭人群的2/3。这促使美国心脏病学会(ACC)和美国心脏病协会(AHA)的专家们"痛定思痛",防治心力衰竭必须考虑"从冠心病危险因素到终末期难治性心力衰竭"的一揽子长程防治计划。

黄帝内经云:"治病必求其本"

冠心病常见的危险因素为高血压、高胆固醇血症、吸烟、糖尿病、肥胖、运动过少等。消除或避免这些危险因素的影响,就可预防冠心病、尤其预防心力衰竭的发生和进行性加重。除了急性心力衰竭必须"急则治其标"外,慢性难治性心力衰竭必须实行"扶正培本,休养生息"的策略。

何谓"休养生息"呢?即老子的"处弱、处下",而后经过"休养生息"后才能"处上、处强"的理念。这就需要应用β受体阻滞剂、ACE抑制剂、螺内酯等抑制心力衰竭时过强的神经-内分泌激活,使之"处弱、处下",使衰竭的心脏"节能降耗"。而后,通过机体自身的生发功能和中医中药的"补气养阴,活血化淤,扶正培本"的"休养生息"治疗,衰竭的心脏就渐渐有了生机、有了希望,而后由弱变强。

32 "从危险因素到终末期难治性心力衰竭"的长程防治策略

汉代医圣张仲景云:"夫治未病者,见肝之病,知肝传脾,当先实脾"。

张仲景早在1800多年前就重视疾病传变(疾病发展)过程,并倡导良医治未病的思想。即使已经发病,也要"见肝之病,知肝传脾,当先实脾"。这是说,即使是疾病的"下游治疗",同样也要"防病为先,预防为主"。

心力衰竭是一种进行性疾病,其进展和加重是由于危险因素所致,冠心病更不例外。因此,必须考虑"从危险因素到终末期难治性心力衰竭"的长程防治计划。

当心肌缺血、损伤、坏死或负荷加重时,首先出现左室功能障碍;继之出现左心室几何形状改变,如左心室扩张、肥厚、心室由椭圆形变成球形。这种几何学形状改变就是心室重构。它不仅增大心室壁应力,更增加心肌耗氧,降低心肌机械性能。而且增加二尖瓣返流,使心力衰竭进行性加重和恶化。

以下是ACC/AHA关于心力衰竭的发展阶段分级(见表6)。这种心力衰竭的发展阶段分级体现了心力衰竭是一种进展性疾病,尤其对于冠心病并发心力衰竭更为适用。从发病危险因素、器质性心脏病形成、心室重构、心脏功能由代偿走向失代偿,由失代偿走向终末期难治性心力衰竭的全过程,正是这种进展性过程的反映。

在此过程中,完全可以实施早防早治、防重于治的策略;实施防治危险因素,减少或避免冠心病发病和进展性恶化的策略，这就是冠心病并发心力衰竭的"上游防治"策略。这种策略犹如长江防洪时的"上游治水"，杜绝乱砍乱伐，封山育林，植树种草，这样就能"封土于山，蓄水于源"，正源清流，何来水患？

已经患有冠心病和心室重构时，实施逆转心室重构的策略，这就是冠心病并发心力衰竭的"中游治疗"。而冠心病并发心力衰竭已经由代偿走向失代偿，由失代偿走向终末期难治性心力衰竭，实施"休养生息"治疗心力衰竭的策略，这是心力衰竭的"下游治疗"。

何谓"休养生息"呢？即老子的"处弱、处下"，而后经过"休养生息"后才能"处上、处强"的理念。这就需要应用β受体阻滞剂、ACE抑制剂、螺内酯等抑制心力衰竭时过强的神经-内分泌激活，使机体和心脏"处弱、处下"，使衰竭的心脏"节能降耗"。而后，通过机体自身的生发功能和中医中药的"补气养阴，活血化淤，扶正培本"的"休养生息"治疗，衰竭的心脏就渐渐就有了生机，有了希望。

即使对于终末期心力衰竭的"下游治疗"，"亡羊补牢，犹未为晚"，也应贯彻"防重于治或防治结合"的策略，采取步步为营的措施逆转心室重构、防治心力衰竭。即使对于此阶段的心力衰竭，防治危险因素和诱发加重因素，逆转心室重构，恢复正常心脏功能也完全可能，见"休养生息治心衰，心脏康复不是梦"和《心力衰竭防治之路》的"休养生息治疗心力衰竭，心脏缩小不是梦"。

应该提倡这样的防治策略：尽早防治危险因素，尽早逆转心室重构，这应该是最高明的策略。在整个过程中，可以实施上游"防"，中下游"防+治"的层层防治策略。

ACC/AHA分级实质上说明，心力衰竭是由危险因素发展到器质性心脏病；由器质性心脏病发展到心室重构；由心室重构发展到轻度、中度、重度心力衰竭的漫长岁月的渐变过程。

表6 ACC/AHA 心力衰竭分期

期	分期特征	举例
A	病人具有发生心力衰竭的高危因素，但是无心肌、心包、心瓣膜的结构和功能异常，无心力衰竭的症状和体征	高血压、冠心病、糖尿病、心脏毒性药物应用史、酗酒、风湿热史、家族性心肌病史
B	病人已出现与心力衰竭相关的器质性心脏病，但无心力衰竭的症状和体征	左室肥厚、心肌纤维化、左室扩张，处于低收缩状态，陈旧性心肌梗死，心脏瓣膜病无症状
C	病人出现与基础器质性心脏病相关的心力衰竭症状（现有或过去有）	呼吸困难、疲乏由左室收缩功能障碍引起，或者病人正在接受心力衰竭治疗已无症状
D	病人患有晚期器质性心脏病，尽管施行强化内科治疗，病人休息时仍有严重症状，这些患者需要特殊干预治疗	病人因心力衰竭频繁住院，甚至不能平安出院；住院等待心脏移植；或在家接受持续静脉正性肌力药支持治疗；或正在采用机械辅助装置；或在院前老人院、济贫院等接受心力衰竭治疗

（刘坤申）

33 逆转心室重构——冠心病心力衰竭防治的根本措施

心室重构就像大浪冲击的堤防；心室重构就像地震震弯的桥梁；心室重构又像拼命拉伸的弹簧，它的力学结构已经十分不良。

心室重构——心力衰竭来临的风向标

山雨欲来风满楼，心力衰竭来临之前必然有讯号，这就是心室重构。

心室重构就是心肌受损后发生变形，在心腔内过大的容量负荷或压力负荷下，首先心室的几何形状发生改变，由正常的椭圆形变为球形。同时心腔扩张，心肌肥厚，继而变薄、心肌细胞坏死、凋亡、心肌纤维化。因此，心室重构就意味着心脏在不利的内环境下，消极应付，且战且退，每况愈下。

目前，高血压、冠心病、糖尿病（糖尿病心肌病）流行，尤其心肌梗死后心室重构是最常见的心室重构类型，是心力衰竭恶化、心脏猝死以及冠心病死亡率增高的主要原因。下面以心肌梗死后心室重构为例。

心肌梗死后心室重构包括梗死区室壁变薄、拉长、心室壁膨出，即梗死区扩展（infarction expansion）。另外，非梗死区心室壁心肌细胞也会发生反应性肥厚、伸长、纤维组织增生。因此，左室进行性扩张、变形，使左心室由正常椭圆形变为球形。依据时间顺序，左室重构分下述3阶段。

1. 早期重构（early remodelling） 心肌梗死后数天内产

生的心室重构,在心腔内容量负荷和压力负荷下,心肌梗死区变薄、伸展,即梗死区扩展。

2. 亚急性重构(subacute remodelling) 发生于心肌梗死后数天到数周内,在此期间,梗死区扩展继续发展,同时出现非梗死区心肌细胞肥厚、拉长、间质内胶原增生和心腔扩大;部分病人梗死心肌量少,心室容量负荷或压力负荷较轻,可无此期心室重构,心肌梗死患者经历早期重构后,心腔逐渐缩至正常。

3. 晚期重构(late remodelling) 在心肌梗死后数周至数月后出现的心室重构,往往发生于大面积心肌梗死患者。此时梗死区已有瘢痕形成,这时已无梗死区扩展发生,主要是非梗死区心肌细胞肥厚、拉长、间质纤维组织增生所致。

梗死区扩展应与梗死区延展(infarction extension)相鉴别,后者是指心肌梗死后4周内,又发生了原梗死部位新的梗死,使梗死范围扩大,它不属于心室重构的概念范围,但因梗死区扩大,往往伴随心室扩大和心功能恶化。

梗死区扩展是急性心肌梗死后早期心脏扩大、室壁瘤形成、心力衰竭和心脏破裂的重要影响因素。

心室壁瘤(ventricular aneurysm) 为心肌梗死后梗死部位的心室壁在心腔内压力下向外膨出所致。急性期室壁瘤,即心肌梗死后早期心室重构的严重类型,因心室壁软化,在心腔内较高压力下室壁延展变薄,向外膨出,即梗死区扩展。慢性室壁瘤,即心肌梗死后纤维组织增生变硬,失去收缩功能。但在心腔内较高压力下向外膨出,变薄。慢性室壁瘤局部易致血栓形成,导致恶性心律失常,心功能恶化。心肌肥厚是增强心肌收缩力所必需的,是非梗死区心肌重构的表现,也是晚期心室重构的特征。心肌梗死后心肌肥厚的特征为离心性肥厚,即既有心室扩张,又有心肌肥厚。因此,心室扩张可能像弹簧拉长一样,产生更大收缩力。而心室过度扩张又像弹簧过度拉长一样，失去收缩力。这样，心肌梗死后初期适应性重构可能有助于心肌收缩力增强。久而久之，心室重构就会使心功能降低，心力衰竭加重。

心肌梗死后心室扩大，由椭圆形变为球形，是与梗死面积大小、梗死区扩展、非梗死区离心性肥厚和大量纤维组织增生密切相关的。非梗死区由于间质纤维化，心肌细胞肥厚，而毛细血管数量相对减少，氧弥散距离相对扩大。同时，较强的收缩力和较高的心室压力又促使心肌细胞进一步缺血、缺氧。于是，心功能障碍和心力衰竭旋踵而至。

逆转心室重构——"亡羊补牢，犹未为晚"

急性心肌梗死后心室重构明显与血流动力学异常和神经-内分泌激活有关。神经-内分泌激活主要包括交感-肾上腺素能神经兴奋和肾素-血管紧张素-醛固酮系统激活，两者相辅相成，均使儿茶酚胺增多，血管紧张素Ⅱ和醛固酮增多，这将促进心肌收缩力增强、心室腔内压力增高及心肌细胞死亡和凋亡，并促进非梗死区细胞和间质结缔组织增生。而血流动力学异常表现为左室舒张末压力增高，心腔扩大，使心肌耗氧量显著增加。

急性心肌梗死后心室重构和心力衰竭是可防、可治、可逆转的，防治急性心肌梗死后心室重构的关键是，急性心肌梗死早期进行溶栓或梗死相关动脉的介入治疗，改善心肌供血，挽救缺血濒死的心肌，缩小心肌梗死范围；应用ACE抑制剂、β受体阻滞剂、螺内酯等抑制心肌梗死后交感-肾上腺素能神经系统和肾素-血管紧张素-醛固酮系统激活，可改善或逆转心室重构。另外及时降低心肌耗氧量，纠治血流动力学异常，稳定全身脏器和心肌供血也非常重要。

"亡羊补牢，犹未为晚"，上述治疗措施确实可使心室重构和心力衰竭逆转，即使心肌梗死已有数年，也可使心功能恢复良好。

举例如下。

某男,70岁,因胸痛、气短、不能平卧1年,加重5天住院。患者曾在美国行冠脉造影,因病变复杂,未行支架治疗。17年前因胸痛、憋气、大汗,曾患广泛前壁心肌梗死、高血压、糖尿病。查体心率40~50次/分,心律不整,可闻脉间歇,心电图示频发室性早搏,二联律,血压140/80mmHg,巩膜轻度黄染,不能平卧,两肺呼吸音粗,肝区叩击痛。心脏2-D超声显示,LVEDD68mm,LVESD61mm,LVEF24%,FS12%,左室前壁运动减低,近心尖部无运动,可疑心尖部室壁瘤。提示冠心病缺血性心肌病。入院后给予肠溶阿司匹林75毫克一天一次,安体舒通40毫克一天三次,双氢克尿塞50毫克一天一次,速尿片20毫克一天一次,依那普利10毫克一天二次,患者很快可以平卧。患者因心动过缓,行DDD永久心脏起搏器安装术,术后患者心悸气短明显好转,然后加用博苏1.25毫克一天二次,以后渐加至每天10毫克,3个月后,LVEDD降至64mm,LVESD降至54mm,LVEF升至37%,患者明显好转,再无心力衰竭发作。半年后LVEDD降至58mm,LVESD降至46mm,LVEF升至40%,患者从无心力衰竭发作,活动时无任何胸闷及气短,又赴美国居住。您看,这不是采用β受体阻滞剂、ACE抑制剂几乎完全逆转了心室重构吗?

逆转心室重构——冠心病心力衰竭防治的根本措施

逆转心室重构就是加固堤防;逆转心室重构就是扶正桥梁;逆转心室重构就是使心肌变为好的"弹簧"。

慢性心力衰竭时存在神经-内分泌激活,大型临床试验证实有3个β肾上腺素能受体阻滞剂可改善心力衰竭患者生存率,这就是美托洛尔、比索洛尔、卡维地洛。前两者为选择性β受体阻滞剂,后者为非选择性β受体阻滞剂,可同时

阻滞 β_1、β_2 和 α_1 受体。病人有 2 型糖尿病、慢性阻塞性肺病（COPD）、周围血管病等，仍可以应用选择性 β 受体阻滞剂美托洛尔、比索洛尔和卡维地洛，这些药物对糖尿病病人生存率有肯定好处。

国内胡大一教授在"博苏（比索洛尔）对中国心功能不全患者耐受剂量范围和安全性研究"中观察到博苏应用剂量范围与 CIBIS-Ⅱ相似，经过 12 个月用药后心腔缩小，心脏收缩功能大为改善。结果如下：左心室舒张期末内径（LVEDD）由基线时的 6.20 ± 9.25cm 降至 5.75 ± 8.06cm；而左心室收缩期末内径（LVESD）由基线时的 5.03 ± 10.20cm 降至 4.54 ± 12.01cm；左心室射血分数（LVEF）由基线时 $35 \pm 7\%$ 升到 $47 \pm 90\%$。表明 β 受体阻滞剂博苏（比索洛尔）有显著改善左心室重构和左心室收缩功能的作用。

我们采用美托洛尔对缺血性心脏病心力衰竭患者心室重构和左心室收缩功能进行了研究，经过 6 个月治疗，左心室收缩末容积由 181.10 ± 44.00ml 下降到 163.50 ± 45.00ml（$P=0.042$）；而左心室射血分数（LVEF）由基线时的 $39 \pm 2.7\%$ 上升到 $48 \pm 2\%$（$P=0.002$）。表明美托洛尔显著改善缺血性心脏病心力衰竭患者心室重构和左心室收缩功能。值得一提的是，当时我们应用美托洛尔的剂量每天仅仅平均 39.5 毫克，距离美托洛尔治疗心力衰竭 150～200 毫克的目标剂量很远。所以，当时改善心室重构的治疗作用并未明显显现出来，提高疗效的空间依然巨大。以后，我们采用美托洛尔治疗缺血性和非缺血性心脏病心力衰竭的剂量大部分达到 150～200 毫克的目标剂量，许多病人甚至超过每日 200 毫克，使许多缺血性和非缺血性心脏病心力衰竭患者心脏缩小或完全恢复正常。

举例如下。

某男，65 岁，广泛前壁心肌梗死后心力衰竭入院，患者不能平卧，肺部经常有湿性啰音，明显呼吸困难、气短，心率经常在110～120次/分。在常规强心剂（地高辛）、利尿剂（双氢克尿塞）和ACE抑制剂（雅施达）治疗后心力衰竭明显好转，已能平卧，左室舒张期末内径达70mm，左室收缩期末内径达62mm。用美托洛尔（倍他乐克）由小剂量逐渐增至每天200毫克，经过坚持不懈的努力，奇迹出现了，半年后病人明显好转，已能上下四层楼不气喘。1年后，无呼吸困难，自感精神倍增，体力充沛。经查心脏B超，左室射血分数已恢复正常，达到62%，左室短轴缩短率达到33%，左室舒张期末内径已缩至51.0mm，左室收缩期末内径已缩至34mm，达到正常范围。您看，这不是采用β受体阻滞剂明显逆转了左室重构吗？

某男，69岁，5年前因胸闷、气短、大汗，以急性广泛前壁心肌梗死入某院，冠脉造影示左前降支95%狭窄，回旋支严重弥漫性病变，曾行冠脉溶栓及支架治疗。以后因频繁心绞痛发作，再次支架治疗。以后又频繁发作心绞痛，冠状动脉造影发现支架内再狭窄，又行切割球囊治疗。本次入院前5天心慌、胸闷、憋气，不能平卧加重入院，高血压史7年。入院后查体，血压110/70mmHg，心率68次/分，两肺无干湿啰音，心电图有I度房室传导阻滞，P-R间期0.24～0.26s，V1～V6均呈病理Q波，心脏彩超示左室舒张期末内径（LVEDD）68mm，左室收缩期末内径（LVESD）55mm，LVEF 24%，FS 16%，左室心尖部膨隆，疑及左室心尖部室壁瘤形成。入院后给予升阳益气、活血化淤中药以及肠溶阿司匹林75毫克一天一次，阿托伐他汀10毫克一天一次，科素亚50毫克一天一次（因患者不能应用ACE抑制剂），并给予螺内酯20毫克一天三次及双氢克尿塞12.5～25毫克一天一次。患者渐能平卧，于是加用倍他乐克自12.5毫克一天二次，逐渐增量至每天200毫克，最后达225毫克。患者心悸、胸闷、憋气消失，再无心绞痛发作。坚持治疗1年后患者体力增进，身体健康，LVEDD已降至55mm，LVESD降至46mm，LVEF升至54%。这些指标均已恢复正常，患者全无任何临床症状。

您看，通过上述3例的示范，即使对缺血性心脏病心力衰竭患者，采用β受体阻滞剂、ACE抑制剂、醛固酮受体拮抗剂不是明显逆转了左室重构吗？

目前，经我们治疗的晚期难治性心力衰竭的患者，已有30余例扩大的心脏完全恢复正常大小，完全恢复了正常心脏功能。根据我们已经取得的成功经验，使心脏扩大的难治性心力衰竭患者恢复正常心脏大小，恢复正常心脏功能，这应该不是神话，不是梦幻。而是完全可以实现的愿望和不争的事实。

除β受体阻滞剂、ACE抑制剂、醛固酮受体拮抗剂以外，中医中药在缩小心腔，改善心脏重构方面可能起到相辅相成的功效。我们称之为"休养生息法"治疗心力衰竭，见《心力衰竭防治之路》的"休养生息治疗心力衰竭，心脏缩小不是梦"。

在冠心病心肌缺血、心绞痛或心肌梗死伴有心力衰竭时，硝酸酯、ACE抑制剂和β受体阻滞剂是最恰当的药物选择，它们既能改善症状，又能改善预后。

但是，若存在液体潴留时，则需要利尿剂和螺内酯处理液体潴留。在获得干体重之前，就可应用ACE抑制剂。见《心力衰竭防治之路》的"小剂量，常利尿"。在获得干体重之后，即可考虑应用小剂量β受体阻滞剂，并逐渐增量，直至达到靶剂量或最大耐受剂量。

对于冠心病心肌缺血患者，β受体阻滞剂达到靶剂量之后，病情就会明显稳定。同时，冠心病心肌缺血和猝死的危险性即大大降低，其改善心室重构的作用就会日渐明显。这时，可以认为，严重心力衰竭患者就有了安全的保障，晚期心力衰竭患者就有了生存的希望。

虽然阿司匹林减少再梗死和减少心脏事件约25%，但在心力衰竭中的应用价值尚有争议。因为它阻止缓激肽介导的前列腺素合成，减弱ACE抑制剂的有利作用。同时，阿司匹林又是非甾体类抗炎药，大剂量应用时加重液体潴留。因此，伴有心力衰竭时，可考虑应用阿司匹林；也可考虑用氯吡格雷替代阿司匹林。

钙拮抗剂虽然缓解心绞痛和心肌缺血很有效，但是这些药物并不改善心力衰竭病人的预后，并不提高运动耐量，并不改善生活质量。仅有氨氯地平和非洛地平在大型临床试验中证实为中性药物（不增加死亡率）。所以冠心病心力衰竭患者不推荐长时间使用钙拮抗剂。

在冠心病伴有心力衰竭和明显心肌缺血的患者，应该尽早考虑采用经皮冠状动脉介入治疗（PCI）或冠状动脉搭桥术（CABG）。这些治疗措施可以缓解心肌缺血，改善收缩功能障碍，对心力衰竭有利。

目前，严重心力衰竭病人和心肌梗死后心力衰竭患者应用螺内酯治疗，已有充分依据。它在 RALES 试验中减低全病因死亡率30%；而在心肌梗死后并发心力衰竭患者应用依普利酮的试验（EPHESUS）中，降低全病因死亡率17%。仅仅一片小药片却起到了极大作用。

冠心病心力衰竭，完全可以早防早治、对因治疗。这种治疗实际上是一种"防病"。冠心病的主要病理过程是动脉粥样硬化，有效防治动脉粥样硬化的危险因素，如高脂血症、高血压、糖尿病、吸烟等，就能有效的延缓动脉粥样硬化进展。目前美国国家胆固醇教育计划已将降低低密度脂蛋白胆固醇（LDL-c）作为降脂治疗和预防动脉粥样硬化的首要目标。冠心病或冠心病等危症患者有效降低LDL-c，使其

＜100mg/dl，极高危患者，如急性冠状动脉综合征，包括急性心肌梗死和不稳定型心绞痛，降低LDL-c，使其＜70mg/dl（国内指南推荐＜80mg/dl），可有效降低冠心病危险因素，降低病死率和病残率。最近研究表明，将血清LDL-c降低至70 mg/dl以下，可能抑制动脉粥样硬化斑块进展或使其消退（REVERSAL试验）。GREACE试验证实，他汀类药物降脂治疗明显降低心力衰竭发生率达50%，同时他汀类降脂药也对非缺血性心力衰竭显示明显的临床益处。ACE抑制剂已对动脉粥样硬化疾病显示明显益处，并降低心血管死亡、心肌梗死和心力衰竭的危险。

"山重水复疑无路，柳暗花明又一村"

希望患有冠心病心力衰竭的朋友，坚持正确的防治策略，持之以恒，不懈努力，坚信即使冠心病严重心力衰竭，仍然可防可治，逆转心室重构、纠治心力衰竭和完全康复的希望，可能就在坚持一下的努力中。

（刘坤申）

34 急性心肌梗死的心功能分级

黄帝内经云:"真心痛手足青至节,心痛甚,旦发夕死,夕发旦死"。

可见早在数千年前,我们的祖先即对"真心痛"——急性心肌梗死并发泵衰竭(心源性休克和严重心力衰竭)有了深刻认识。急性心肌梗死已属病情危重,而并发严重泵衰竭时,更是危险至极,如临深渊,如履薄冰。近年来,随着心肌梗死后冠脉介入和溶栓治疗的推行,急性心肌梗死并发泵衰竭发病率减少,死亡率下降,而存活率提高。

急性心肌梗死的心功能分级

急性心肌梗死时的心功能分级,通常采用 Killip 分级法和 Forrester 分型。

1. Killip分级法 Killip分级法是依据临床症状及体征来判定。

Ⅰ级 无心力衰竭的征象。

Ⅱ级 轻、中度心力衰竭,心尖部舒张期奔马律,肺野50%以下有湿性啰音。

Ⅲ级 严重心力衰竭,肺野50%以上有湿性啰音或出现肺水肿。

Ⅳ级 心源性休克。

此分级不包括急性右室梗死并发的右心心力衰竭。并应注意鉴别老年人慢性支气管炎、肺部感染等,这些临床情况常引起肺部啰音。

2. 根据血液动力学检查结果分型(改良Forrester分型)

Ⅰ型 肺毛细血管压(PCWP)< 18mmHg(2.4kPa),

心脏指数（CI）＞2.2升/（分·米²），临床无肺充血及周围组织灌注不足的征象。

Ⅱ型　PCWP＞18mmHg（2.4kPa），CI≥2.2升/（分·米²），临床有肺充血，无周围组织灌注不足的征象。

Ⅲ型　PCWP≤18mmHg（2.4kPa），CI＜2.2升/（分·米²），临床有低血压及周围组织灌注不足的征象，但无肺充血。此型根据右室舒张期末压（右房压）是否升高可分为A、B两个亚型。

ⅢA型　右室舒张期末压＜5mmHg（0.66kPA）为绝对或相对容量不足。

ⅢB型　右室舒张期末压＞10mmHg（1.33kPA）为右室梗死。

Ⅳ型　PCWP＞18mmHg（2.4kPa），CI＜2.2升/（分·米²）为心源性休克。

急性心肌梗死并发泵功能衰竭时，一般新鲜心肌梗死+陈旧心肌梗死面积超过左心室功能心肌数量的25%，即会发生心力衰竭，即killip分级的Ⅱ级心功能，Forrester分型的Ⅱ型。这时肺毛细血管压（简称肺毛压）应超过18～20mmHg，而心脏指数应大于2.2升/（分·米²）。当梗死心肌超过左心室功能心肌数量的40%时，即会发生心源性休克，这时根据Swan-Ganz导管（漂浮导管）测定结果应为，肺毛细血管压应超过18～20mmHg，而心脏指数应小于2.2升/（分·米²），严重时小于1.8升/（分·米²），一般左心室功能正常时心脏指数应大于2.5升/（分·米²）。心源性休克为Killip分级Ⅳ级和Forrester分型Ⅳ型。一般认为，这种病人住院病死率应为85%～100%，这应该是很吓人的数字。

学术界认为，这两者都应在Swan-Ganz导管监测下进行诊断和治疗。那么，什么是Swan-Ganz导管呢？Swan-Ganz是发明此导管的两名外国人的名字。该导管一般设有4腔，第1腔通往导管最远端，称为端孔腔；紧邻端孔有一气囊，有腔（第2腔）与气囊相通，即第2腔为气囊腔；紧随气囊之后有一热敏电阻，用于测血温，称第3腔，为热敏电阻腔，有一导丝与电阻连通；第4腔距端孔约29cm，设计为注液腔，可注射冷盐水，并用于测量上腔静脉和右房压力。该导管工作原理为，测定注射冷盐水后的温度稀释曲线，并根据温度稀释曲线计算心排血量。当严重急性心肌梗死时，可在床边插入此导管，当插至上腔静脉（或下腔静脉）后，气囊充气，并同时监测压力曲线，顺血流漂进右房、右室、肺动脉，直至肺小动脉。当完全嵌顿在肺小动脉后，测定压力即为肺毛细血管压，放气时测定压力即为肺动脉压，这时由注液腔注入5~10ml冰盐水，同时由热敏电阻监测温度（热）稀释曲线，这时仪器即自动计算出心脏输出量或心脏指数，心脏指数即心脏每分钟输出量除以病人的体表面积。紧随气囊之后有一热敏电阻，根据肺毛细血管压和心脏指数即可确定心肌梗死病人的血流动力学属于那一类型。

　　心功能评价十分重要，它像大海航行的全球定位系统，可以标明急性心肌梗死后所处的"坐标"和"航程"。急性心肌梗死时心功能与梗死心肌数量有关，更是急性心肌梗死后评价预后的风向标。

（刘坤申）

35　急性心肌梗死并发心源性休克的治疗

您可曾见过钱塘江涌潮？恶浪升空，惊涛裂岸，卷起千堆雪！

当您身临其境时，一定有畏惧"恶浪鲸吞"之感。

急性心肌梗死并发心源性休克时死亡率高达85%～100%，病情危重至极，真与上述的"恶浪惊涛"相似，病人"命悬一线"，医生"如临深渊，如履薄冰"。

学术界认为急性心肌梗死并发心源性休克属于Forrester Ⅳ型或Killip Ⅳ型，应由主动脉气囊泵稳定病情，然后进行紧急冠状动脉造影、经皮冠状动脉介入治疗（PCI）和放置支架；对不适合PCI者可进行主动脉-冠状动脉搭桥术（CABG）。这两种治疗措施可使心源性休克患者的病死率减低至50%。

虽然心源性休克的诊治需要现代化的医疗条件。但是，基层医院就不治病了么？下面介绍急性心肌梗死并发严重休克的诊治经验，不一定完全符合心源性休克的诊断条件，可供参考。

某男，58岁，入院前3天发生心前区憋闷、疼痛、冷汗，活动时加重，入院当天早晨出现心前区剧痛、冷汗、恶心、呕吐，患者自认为系胃肠炎，直至难以忍受时才就医，入院后查心电图为急性广泛前壁心肌梗死，患者有高血压和糖尿病史，入院后收缩压持续低于100mmHg，血糖达300mg/dl以上，心率达100～130次/分，静点5%葡萄糖盐水＋胰岛素＋氯化钾＋硝酸甘油溶液，并给予小剂量开搏通。患者仍有严重胸痛、憋气，并出现心包摩擦音，于是增加硝酸甘油静滴剂量至50μg/min，患者胸痛更重，而血压降至80/60mmHg，进而降至50/30mmHg，于是停用开搏通和硝酸甘油，患者不能平卧而双肺满布湿性啰音、紫绀、大汗、四肢厥冷，于是加进多巴胺和多巴酚丁胺（每500毫升液体内各加入100毫克），血压提升至80～90/50～60mmHg，心率120～130次/分，仍有明显紫绀、四肢厥冷、全身冷汗，直至夜间血压降至难以测出，脉搏微弱，于是停用所有血管扩张剂，而仅静点多巴胺、多巴酚丁胺、阿拉明，以后血压上升，但脉搏微弱，四肢厥冷。急性心肌梗死合并糖尿病时病死率在30%左右，而急性心肌梗死并发心源性休克病死率为85%～100%，家属已做好死亡准备。这时认真检讨过去的治疗方案，患者有严重胸痛、憋气、血压较低时还加用硝酸甘油、卡托普利，是不正确的。急性心肌梗死时，保持血流动力学稳定极为重要。血压低于100mmHg，尤其低于90mmHg，就不应该大剂量应用硝酸甘油，更不应该加用卡托普利。加用卡托普利后会使血压进一步下降，使冠状动脉灌注压进一步降低。收缩期血压低于90mmHg、心率高于110次/分就不应该再静点硝酸甘油。停用硝酸甘油，缓慢适量补充羟乙基淀粉代血浆（706代血浆），并改为静点阿拉明、多巴胺和多巴酚丁胺，目的是首先维护血流动力血稳定。然后连续给予1,6-二磷酸果糖两次（共100克），患者奇迹般复苏了。后半夜患者血压升至80/60mmhg，肺部啰音减少，紫绀减轻，至天明时血压升至96/60mmhg，心率降至100次/分，于是继续给予1,6-二磷酸果糖、葡萄糖-胰岛素-氯化钾注射液（GIK液），并将胰岛素适当加量控制血糖至7～10mmol/L。又治疗一天后患者血压升至110/70mmhg，心率降至100次/分以下，于是停用多巴胺，并将多巴酚丁胺减量，继续静点硝酸甘油仅10μg/min左右。患者得救了。得利于应用1,6-二磷酸果糖？得利于撤除硝酸甘油和卡托普利？得利于706代血浆的应用？得利于多巴胺和多巴酚丁胺的应用？我看，首先受害于硝酸甘油过量，续之受害于卡托普利降压。对于急性心肌梗死后病人，稳定血流动力学为第一要务，适量应用706代血浆，保持适当的血容量很重要。多巴胺和多巴酚丁胺对于增强心肌收缩力，维持血流动力学稳定非常重要。

另一例为38岁男性，因胸闷、憋气、剧烈胸痛伴全身冷汗入院，入院后心率达106次/分，血压100/60mmhg，心电图示广泛前壁加下壁心肌梗死，不能平卧，两肺散在干湿性啰音、轻度紫绀，给予尿激酶溶栓及静脉点滴肝素治疗，硝酸甘油静点，每分钟$10\sim15\mu g$并在静滴液中加进多巴胺和多巴酚丁胺，以维持血流动力学稳定。因患者为广泛前壁心肌梗死，故给予卡托普利6.25毫克，然后给予12.5毫克一天三次，并给予双氢克尿塞12.5毫克一天一次，安体舒通20毫克一天一次，入院后第一天心率达到$120\sim130$次/分，血压降至60/30mmhg，不能平卧，两肺满布湿啰音，紫绀，呼吸深大，达40次/分，周身冷汗，此时患者已处于心源性休克状态。于是停用开搏通和硝酸甘油，增加多巴胺用量至$10\sim15\mu g/(kg\cdot min)$，多巴酚丁胺至$10\mu g/(kg\cdot min)$，并给予氟美松20毫克静注，静点1,6-二磷酸果糖两次共100克，严格限制输液速度不超过$25\sim30$滴/分，补钾、补镁（给予门冬酸钾镁），并给予25%葡萄糖-胰岛素-门冬酸钾镁溶液静脉点滴，一天后心率降至110次/分，血压升至90/60mmHg，两肺啰音减少，紫绀减轻，可半卧位，3天后血压升至100/70mmHg，心率降至100次/分以下，可平卧。于是应用小剂量开搏通、双氢克尿塞、安体舒通、舒降之、小剂量倍他乐克及硝酸酯治疗。一周后病情稳定，现患者健康，未遗留心功能障碍。

以上两例都曾静点1,6-二磷酸果糖，无氧酵解时1克分子该药产能4克分子ATP，比葡萄糖多产生2克分子ATP。

据动物实验证明，静点1,6-二磷酸果糖可以降低心肌梗死面积，此点仅供参考。

某女，68岁，心前区憋闷、剧痛、冷汗、四肢厥冷、呼吸困难加重，以急性下壁、正后壁、右室心肌梗死入院。患者有高血压和糖尿病史。入院后收缩压持续低于100/70mmHg，血糖达200mg/dl以上，心率达100～130次/分，静点5%葡萄糖盐水＋胰岛素＋氯化钾溶液，患者仍有严重胸痛、憋气，于是增加硝酸甘油静滴，剂量增至30μg/min，血压降至70/60mmHg，进而降至50/30mmHg，于是停用硝酸甘油，患者不能平卧而双肺满布湿性啰音，紫绀、大汗、四肢厥冷。于是静脉点滴706代血浆＋多巴酚丁胺，每500毫升液体内各加入多巴酚丁胺100毫克，血压提升至80～90/50～60mmHg，心率降到100～110次/分，紫绀、四肢厥冷和全身冷汗明显减轻。以后血压上升，脉搏有力，四肢厥冷和紫绀消失。急性心肌梗死合并糖尿病时病死率在30%左右，而急性心肌梗死并发心源性休克病死率为85%～100%。本例家属已做好死亡准备，但奇迹般地恢复了。何也？认真检讨过去的治疗方案，患者为急性下壁、正后壁、右室心肌梗死，本应该采用706代血浆或盐水补足血容量，但本例血压较低时还加用硝酸甘油，这是不正确的。急性心肌梗死时，保持血流动力学稳定极为重要。收缩压低于90mmHg，就不应该应用硝酸甘油，更不应加用卡托普利。而加用卡托普利后使血压进一步下降，使冠状动脉灌注压进一步降低，收缩期血压低于90mmHg，心率高于110次/分就是静点硝酸甘油的禁忌证。停用硝酸甘油，而适量补充羟乙基淀粉代血浆（706代血浆），并静点多巴酚丁胺，目的是增加心脏前负荷，增强心肌收缩力，动员顿抑心肌，首先维护血流动力血稳定，静点多巴酚丁胺在治疗右室梗死并发泵衰竭时，作用非常显著。这时候，正如本患者，既有左心功能障碍，又有右心室衰竭，既要按右心室衰竭补足液量，又要用多巴酚丁胺增强左心功能，相得益彰，所以此病人取得明显疗效。急性下壁、正后壁、右室心肌梗死并发泵衰竭应该得利于706代血浆和多巴酚丁胺的应用。应该受害硝酸甘油过量应用。对于急性心肌梗死后血容量丢失的病人，适量应用706代血浆，保持足够的血容量很重要。多巴胺和多巴酚丁胺对于增强心肌收缩力，维持血流动力学稳定非常为重要。

某女，68岁，心慌、气短、紫绀、呼吸困难，患急性广泛前壁心肌梗死已经20余天，心前区出现响亮收缩期杂音伴有"猫喘"5天余。查体：血压70/50mmHg，紫绀，呼吸困难，脉搏微弱，两肺布满干湿啰音，意识淡漠，已濒临绝境，2-D心脏超声发现近心尖部室间隔有直径2.6cm的破孔。怎么办？家属强烈要求做介入室间隔封堵术，手术成功了，患者立刻意识清楚，脉搏增强，血压升到98/70mmHg，患者得救了。得益于室间隔封堵后血流动力学改善。

以上4例说明，急性心肌梗死并发休克和心力衰竭时，治疗应采用不同的治疗策略。

有一点必须强调，治疗急性心肌梗死病人，稳定血流动力学为第一要务。许多病人因大量出汗、恶心、呕吐，长时间禁食水，血容量不足，补足血容量非常重要。多巴胺和多巴酚丁胺是增强心肌收缩力、稳定血流动力学的重要策略。应用血管扩张剂时，必须收缩压＞90mmHg，最好＞100mmHg，而心率不得高于110次/分。用药过程中血压降低到90mmHg以下，心率＞110次/分时，必须及时停用并避免滥用硝酸甘油或其他血管扩张剂。

许多医生顾虑急性心肌梗死时液量输入过多等，不敢输液，但却滥用硝酸甘油或其他血管扩张剂，使得许多病人血容量不足，发生血压降低，甚至休克，使病情"南辕北辙"，这种现象十分普遍。

因此，在急性心肌梗死后病情危重、病情多变的情况下，医生必须根据不同情况采用不同治疗策略，及时挽救危局，这就叫做"通常达变"。

(刘坤申)

36 急性心肌梗死并发急性左心衰竭——何药力挽狂澜？

您可曾见过印度洋海啸？巨浪升空，惊涛掠岸，人间仙境顷刻吞进海底！

急性心肌梗死并发急性左心衰竭发作时，真如印度洋海啸般的"惊险有加"。主要表现三组症候群：即突发濒死感，血压狂升或骤降，极度胸闷、憋气，极度呼吸困难，为心脏缺血症候群；头晕或意识淡漠、极度疲乏、狂躁或谵妄，为脑缺血症候群；突发呼吸困难、不能平卧、端坐呼吸，这时两肺满布干湿性啰音，状如煮粥，为急性肺水肿症候群。

病人危在旦夕，生命瞬间即逝，谁人可拦"惊马"？何药力挽"狂澜"？曰："良医可拦惊马，吗啡力挽狂澜"。举例如下：

某女，80岁，突发胸闷、憋气、恶心、呕吐，以急性前壁心肌梗死住某院，后因严重心力衰竭转入我院。过去有高血压病史，在外院多次突发严重心力衰竭。入院后突现胸闷、憋气、紫绀、呼吸窘迫、烦躁，立即坐起，呼吸达40次/分，两肺满布干湿啰音，咳白色到粉红色泡沫痰，心率70～80次/分，血压达180/100mmHg，立即给予吗啡3毫克静脉推注，呼吸窘迫迅速改善，烦躁情绪锐减，血压降到160/90mmHg，马上给予硝普钠静点，自15μg/min增至50μg/min，血压进而降至130/80 mmHg。并同时给予速尿20毫克入壶，血压继续降至120/70mmHg，患者尿量达500毫升，两肺啰音明显减少，呼吸窘迫完全缓解，渐能平卧。继续静点硝普钠15μg/min，血压稳定在120/70mmHg。于是给予患者口服博苏1.25毫克一天二次，益恒（喹那普利）10毫克一天一次，安体舒通20毫克一天三次，双氢克尿塞25毫克一天一次。患者已能平卧，心率由60次/分逐渐降到40～50次/分，并有频发室性早搏，β受体阻滞剂博苏已不能加量，怎么办？立刻给患者安装DDD起搏器，以后程控为AAI起搏，起搏心率60次/分。并逐渐增加博苏至每一天10毫克，血压、心率控制稳定，心力衰竭完全控制稳定。后检查心脏二维超声，患者心腔不大，左室射血分数正常，说明该老人系舒张功能障碍引起心力衰竭。

某男，66岁，患者有高血压20年，血压最高达240/120mmHg，发作性心前区痛一年余，因剧烈胸痛两小时入院，诊断为冠心病、非Q波心肌梗死。过去有多次急性左心力衰竭发作史，并有高脂血症、陈旧性脑梗死、陈旧性心肌梗死及肾功能不全病史。入院后查体血压189/86mmHg，心率100次/分，呼吸32次/分，轻度紫绀。入院后第二天血压上升至240/110mmHg，心率110次/分，大汗，呼吸窘迫、紫绀加重，两肺干湿性啰音，咳粉红色泡沫痰。急给吗啡5毫克静脉推住，速尿20毫克入壶，硝普钠增至100μg/min，吸氧至6L/min，血压逐渐下降至140/80mmHg，患者症状缓解，并恢复半卧位，双肺啰音减少，患者发作后心肌酶及肌钙蛋白均明显增高。同时心电图I、AVL、V4～V6导联ST水平压低3～5mm，AVR导联ST段抬高2～3mm，考虑该患者为非Q波心肌梗死，于是将益恒加至10毫克，一天二次，并给安体舒通20毫克一天一次，双氢克尿塞25毫克一天一次，博苏改为1.25毫克一天一次，以后逐渐加量到10毫克一天二次，才将血压最终稳定在130/80mmHg以下。患者病情稳定，以后检查患者LVEDD51mm，LVESD35mm，IVS 16mm，左室后壁15.7mm，LVEF 58%，符合高血压病心肌肥厚改变，其心力衰竭的直接原因为非Q波心肌梗死，基础原因与高血压和左室舒张功能障碍密切相关。

以上两例均系冠心病急性心肌梗死、严重高血压、严重心肌缺血和左室舒张功能障碍引起的急性左心力衰竭,何药力挽狂澜呢?显然首推吗啡,次推硝普钠,再推β受体阻滞剂博苏、ACE抑制剂益恒(喹那普利)、安体舒通和速尿。这5～6种药在迅速降低血压、稳定急性左心力衰竭病人呼吸窘迫,迅速缓解并稳定病情方面起到了"力挽狂澜"的作用。

对于急性心肌梗死并发急性左心力衰竭伴有血压降低的病人应如何处理呢?举例如下:

某女,53岁,因胸闷、憋气、剧烈胸痛、恶心、呕吐伴全身冷汗入院,入院后心率达116次/分,血压80/60mmHg,心电图示广泛前壁加下壁心肌梗死伴频发室性早搏,不能平卧,两肺散在干湿性啰音、轻度紫绀,曾在院外给予尿激酶溶栓及静脉点滴肝素治疗,并给予利多卡因、心律平静脉点滴(增加病死率)治疗频发室性早搏。持续静点硝酸甘油,每分钟10～15微克,血压降低到60/50mmHg,脉搏微弱,全身冷汗。于是在静滴液中加进多巴胺和多巴酚丁胺,血压上升到80/60mmHg,急请会诊。转入我院前,首先给予706代血浆100毫升静脉推注5～10分钟,血压明显升高到90/60mmHg,脉搏降低到100次/分,转而有力,故知该病人明显存在血容量缺失。于是给予706代血浆500毫升+多巴胺+多巴酚丁胺静脉点滴,渐渐能平卧,两肺散在干湿性啰音消失,血压进一步上升到106/80mmHg,病情开始稳定。以后给予卡托普利6.25毫克和倍他乐克6.25毫克,然后均增到12.5毫克一天三次,并给予双氢克尿噻12.5毫克一天一次、安体舒通20毫克一天一次,入院后第3天心率达到70～80次/分,血压116/80mmHg,病情稳定出院。

某男,68岁,患急性广泛前壁心肌梗死,多源性房性心动过速,心室律在150～180次/分,房性P波有3种以上形态，P-P间歇绝对不齐，酷似房颤。病人端坐呼吸，呼吸窘迫、紫绀、无脉搏、血压测不到，两肺满布干湿啰音，如沸腾一般，咳白色或粉红色泡沫痰。给予吗啡3毫克入壶，无明显改善，给予西地兰0.2毫克入壶，未见任何好转，给予速尿40毫克入壶，尿量仍无增加，患者处于极度危险中。混乱性心房律对什么药反应良好呢？只有β受体阻滞剂和钙拮抗剂异搏定。后者绝对不能在急性心肌梗死时应用。于是给予患者倍他乐克6.25毫克舌下含化（当时无静脉制剂），心率稍减慢，随后给予倍他乐克12.5毫克口服。然后12.5毫克口服共两次，病人心率降至100～150次/分之间，血压上升到80/60mmHg，两肺啰音明显减少，病情明显好转。于是，次日给予倍他乐克达25毫克一天三次，病人心率竟降至100次/分左右，血压上升到110/70mmHg，肺部啰音消失，临床状况稳定，心力衰竭体征全无。于是，倍他乐克改为50毫克一天三次，心力衰竭和心律失常完全控制，病人康复出院。

古语道，"有故无损"，这个极度危险的急性心肌梗死并发急性左心衰竭病人，只因诱发因素为多源性房速，心室率极快，孰药可救？抑制多源性房速惟有美托洛尔，最后还是应用美托洛尔（倍他乐克）而获救，在此病例中倍他乐克可谓是"拦惊马，挽狂澜"的灵丹妙药。

急性心肌梗死并发急性左心衰竭的病例也可参照上篇，而并发快速房颤的冠心病病例可参照"冠心病并发室上性心律失常的诊治经验"。

急性心肌梗死并发急性左心衰竭的病人，如果血压低、心率快、脉搏弱、四肢冷、尿量少、口舌干，万万不要忘记血容量缺失。若伴有两肺干湿啰音，不能平卧，则为急性左心衰竭伴有休克。这时应该小心翼翼地进行706代血浆的液体负荷试验，以彻底查明患者有无血容量缺失。然后才可以补充706代血浆，这时一定要加入多巴酚丁胺或多巴胺静脉点滴。通过多巴酚丁胺等加强心肌收缩力的作用，两肺啰音可以消失，血压能够进一步上升，病情可以进一步稳定。请注意：短时间应用多巴酚丁胺或多巴胺静脉点滴，不会加重病情，不会增加死亡率。

　　冠心病急性左心衰时，"力挽狂澜"的药物应该是"一把钥匙，开一把锁"。

（刘坤申）

37　冠心病伴有高血压和心力衰竭时的治疗经验

您可能有逆风奔走的经历，狂风甚至卷您倒行；您可能有逆水行舟的体会，激流使您的扁舟寸步难行。

严重高血压使心脏射血遇到强大的阻力，使心肌缺氧、心肌肥厚。久而久之，使左心室扩张，心肌收缩功能和舒张功能障碍。这些简单的道理正是高血压时心力衰竭加重的原因。然而，更重要的是，高血压是冠心病最主要的危险因素。

与上述情况何其相似，紧急赶路、快步登楼、迎风疾走时，冠心病心绞痛更易发作。这是因为高血压使缺血心肌又遇到强大的射血阻力，使心肌缺血"雪上加霜"，使心脏累得"气喘吁吁"。将高血压降至120/80mmHg左右，则犹如"顺水行舟"，会使心脏射血更容易，缓解心肌缺血的疗效更神奇。

大型临床试验SHEP显示，采用利尿剂氯噻酮降低血压，使卒中危险性降低30%，心力衰竭危险性降低49%（$P<0.001$）。尤其有心肌梗死过去史的患者，发生心力衰竭的危险性降低81%（$P=0.002$）。可见降压治疗对防治冠心病和心力衰竭的重要性。

钙拮抗剂在预防心脏事件和心力衰竭发病中疗效显著，根据PREVENT试验结果，慢性稳定性冠心病患者采用氨氯地平干预治疗3年，使不稳定性心绞痛和充血性心力衰竭下降35%（$P=0.01$），所有心血管重建术下降43%（$P=0.001$），所有主要心血管事件及操作降低31%（$P=0.001$）。ACTION试验也是在慢性稳定性冠心病患者进行的钙拮抗剂干预研究，患者在最佳抗冠心病治疗的基础上随机给予拜心同（硝苯地平控释片）30~60mg/d或安慰剂干预治疗5年，使新发心力衰竭发生率下降29%（$P=0.015$），CABG减少21%（$P=0.002$），冠脉造影减少18%（$P=0.0001$），使死亡、心血管事件或操作的综合终点下降11%（$P=0.0012$）。在高血压亚组分析中，在最佳抗冠心病治疗的基础上随机给予拜心同，使冠心病一级综合终点进一步降低13%（$P=0.015$）。

根据美国预防、检测、评估与治疗高血压全国联合委员会第7次报告（JNC-7）的意见，高血压并发心力衰竭时，具有强适应证（即必用某药的临床情况）的药物为利尿剂、β受体阻滞剂、ACE抑制剂、血管紧张素Ⅱ受体拮抗剂和螺内酯。虽然已有多个大型临床试验表明，钙拮抗剂降低血压后预防心力衰竭的发生。但是，已往已有心力衰竭的患者，应用钙拮抗剂治疗时增加死亡率。只有钙拮抗剂氨氯地平和非洛地平在心力衰竭患者中应用呈中性结果，即对死亡率没有影响。因此，即使对于高血压并发心力衰竭的患者，仅可暂时应用氨氯地平和非洛地平降压，不推荐长期使用氨氯地平和非洛地平作为冠心病心力衰竭患者的降压药物。

利尿剂小剂量、常应用，仍是使心力衰竭患者维持干体重的主要药物，见《心力衰竭防治之路》的"小剂量，常利尿"，这种疗法在高血压患者应用可降低死亡率。

β受体阻制剂是治疗冠心病和心力衰竭的基本用药，在恢复干体重以后，就要采用渐增剂量的疗法，达到靶剂量或最大耐受剂量后长期维持治疗。β受体阻制剂不但降压有效，防治收缩性或舒张性心力衰竭也有效，见《心力衰竭防治之路》中"β受体阻滞剂"各篇。

ACE抑制剂也是防治冠心病和心力衰竭的基础药物，更是治疗高血压的有效药物。当冠心病高血压发生心力衰竭时，必须应用ACE抑制剂降压并治疗心力衰竭。若ACE抑制剂不能耐受（如咳嗽），则换用血管紧张素Ⅱ受体拮抗剂。

醛固酮受体拮抗剂是严重心力衰竭时的必须用药。同时现有大型临床试验（EPHESUS）证实，心肌梗死后有轻、中度心力衰竭的患者，采用醛固酮受体拮抗剂依普利酮治疗，可降低死亡率17%，并改善心室重构。

即使高血压患者现在尚无心力衰竭症状，但是已有心室重构、心肌肥厚或心室扩张时，ACE抑制剂、β受体阻制剂、血管紧张素Ⅱ受体拮抗剂，包括醛固酮受体拮抗剂螺内酯在内，仍能改善或完全逆转心室重构，并改善预后。

在严重高血压并发急性左心力衰竭时，其处理策略是，首先是让患者迅速镇静下来，可用吗啡3～5毫克静脉推注，这项措施可谓"立竿见影"。第二位有效的措施是硝普钠迅速降压，使血压尽快降至<140/90mmHg，可使病情峰回路转。第三位有效措施是采用速尿快速利尿，排除体内液体潴留。其余措施包括：吸氧（或在湿化瓶中加入酒精）；多次舌下含化硝酸甘油或消心痛；端坐位，下肢垂在床边，轮流结扎四肢等。当血压过低时，可应用西地兰和糖皮质激素等治疗。高血压时不给洋地黄和糖皮质激素，而并发快速房颤时可用洋地黄控制快速心室率。

举例如下：

某女，80岁，过去有高血压病史，胰头癌术后突发胸闷、憋气、紫绀、呼吸窘迫、烦躁、立即坐起，呼吸40次/分，两肺满布干湿啰音，状如煮粥，咳白色泡沫痰，最后咳粉红色泡沫痰。心率达160次/分，血压达220/110 mmHg，立即给予吗啡3毫克静脉推注，呼吸窘迫迅速改善，烦躁情绪锐减，血压稍降（200/110mmHg），马上给予硝普钠静点，自15μg/min增至50μg/min，血压降至180/100mmHg，并同时给予速尿20毫克入壶，血压继续降至160/100mmHg，患者尿量达500毫升，两肺啰音明显减少，呼吸窘迫完全缓解，渐能平卧。继续静点硝普钠,逐渐增量到75μg/min,血压稳定在140/90mmHg。于是给予患者口服博苏2.5毫克一天二次,益恒(喹那普利)10毫克一天一次,螺内酯20毫克一天三次,双氢克尿塞25毫克一天一次,次日血压稳定在140/90mmHg,心率90次/分,能平卧,两肺干湿啰音消失,遂增加博苏至10mg/d。血压、心率控制稳定,病情控制稳定。2天后2-D心脏超声检查左心腔不大,射血分数正常,说明该老人系舒张功能障碍引起心力衰竭。

某男,66岁,患者有高血压20年,血压最高达240/120mmHg,发作性心前区痛一年余,剧烈胸痛两小时入院。过去有多次急性左心力衰竭发作史,并有高脂血症、陈旧性脑梗死、陈旧性心肌梗死及肾功能受损病史。入院后查体血压189/86mmHg,心率100次/分,呼吸32次/分,轻度紫绀。入院后第2天血压上升至220/100mmHg,心率110次/分,大汗、呼吸窘迫、紫绀加重,两肺干湿性啰音,咳粉红色泡沫痰。急给吗啡5毫克静脉推注,速尿20毫克入壶,硝普钠增至100μg/min,吸氧至6L/min,血压下降至140/80mmHg,患者症状缓解,已恢复半卧位,双肺啰音减少,患者发作后心肌酶及肌钙蛋白明显增高。同时心电图I、AVL、V4～V6导联ST水平压低3～5mm,AVR导联ST段抬高,考虑该患者为非Q波心肌梗死,于是将益恒加至10毫克一天二次,博苏改为1.25毫克一天一次,并给螺内酯20毫克一天一次,双氢克尿塞25毫克一天一次,患者病情稳定,以后患者行2-D心脏超声检查,LVEDD 51mm、LVESD 35mm、IVS 16mm、左室后壁15.7mm,LVEF 58%。符合高血压心脏改变,为高血压造成的心肌肥厚和舒张功能障碍引起的心力衰竭。心力衰竭的直接原因为严重心肌缺血和非Q波心肌梗死。

老年冠心病患者伴有高血压和心力衰竭时,大多数为舒张功能障碍所致。患者往往平时没有慢性心力衰竭的表现,心力衰竭突然发生。2-D心脏超声检查发现左心室不大，射血分数正常。心力衰竭发作时血压常突然高达 200/100mmHg 以上，立刻出现呼吸困难、不能平卧、两肺干湿啰音。这时首选吗啡，紧接着硝普钠静点。硝普钠输液器应该避光，每8小时必需重新配制，并重新更换药物，硝普钠静脉点滴从15μg/min开始，每5～10分钟增加5～10μg/min，直至血压控制至低于140/90mmHg，心力衰竭病情持续控制稳定。硝普钠一般用药1～3天，最长不超过7天。时间过长可发生硫氰化物中毒。血压控制稳定后，合用ACE抑制剂、β受体阻滞剂（心率不低于60次/分者）、利尿剂和螺内酯控制血压；钙拮抗剂氨氯地平和非洛地平可以应用，其他钙拮抗剂不推荐用于高血压心力衰竭的治疗。

  高血压对心肌缺血和左室舒张功能的影响严重，尤其在老年冠心病患者，高血压导致左室肥厚，使心肌变硬，限制心室舒张过程，并使左心室舒张末压升高，容易导致心力衰竭发生。这与大多数患者并发严重高血压、高脂血症、糖尿病、心肌纤维化及伴随增龄发生的心肌退行性变有关；高血压引起心肌肥厚与心肌纤维化是与舒张功能障碍密切相关的病理过程。

（刘坤申）

38 冠心病伴代谢综合征和心力衰竭的防治经验

有一句谚语云："腰带越长,寿命越短"。

这的确是不争的事实,表明国人很早就重视了腰围与寿命的关系。

目前,中国大部分地区还没有富起来,但是先胖了起来。这确实是中国乃至其他发展中国家心血管病如火如荼地爆发的重要原因。中国各地的肥胖、高血压、高脂血症、糖尿病、代谢综合征迅猛增长,已成燎原之势。中心型肥胖(代谢综合征)在心血管病各种危险因素中已经成为"耀眼的明星",代谢综合征的核心是肥胖和糖代谢异常,它已经成为预防和干预治疗的新热点。

2005年美国国家糖尿病联盟对代谢综合征提出了全球共识的新定义,突出将中心型肥胖定为必备条件,并以腰围为指标。欧洲裔人种定义为:男性≥94cm,女性≥80cm;华裔人种定义为:男性≥90cm,女性≥80cm。另外,加上下述4项中任意2项。(2)甘油三酯≥1.7mmol/L(150mg/dl),(3)血压升高≥130/≥85mmHg,或已被诊断为高血压,正在接受降压治疗;(4)空腹血糖升高≥5.6mmol/L(100mg/dl),或已被诊断为2型糖尿病,如空腹血糖>5.6mmol/L(100mg/dl),建议进行口服葡萄糖耐量试验(OGTT),但是OGTT结果不作为诊断代谢综合征的条件。

看了上述的定义标准,您会感到代谢综合征就近在眼前。目前,肥胖、高血压、糖尿病、高脂血症愈演愈烈。单纯2型糖尿病即为冠心病的等危症,通过7年随访观察发现,2型糖尿病患者心血管事件发病率与患过心肌梗死的患者相似。

肥胖、高血压、糖尿病及血脂代谢紊乱一起构成心血管病高危因素丛集的症候群——代谢综合征，其导致心血管病高发的核心机制可能是胰岛素抵抗和内皮功能障碍。它是多个心血管危险因素丛集的个体，极易发生动脉粥样硬化和心脑血管疾病，尤其易发生冠心病心力衰竭、中风和肾功能不全。

根据美国JNC-7意见，患有高血压伴糖尿病时，具有强适应证（现有证据强烈支持应该使用某药的临床情况）的药物为利尿剂、β受体阻滞剂、ACE抑制剂或血管紧张素受体拮抗剂；长效钙拮抗剂（正患心力衰竭时不推荐）；而在冠心病高危因素患者（代谢综合征）具有强适应证的药物为，利尿剂、β受体阻滞剂、ACE抑制剂或血管紧张素受体拮抗剂、长效钙拮抗剂。因此，在冠心病伴代谢综合征和心力衰竭时，小剂量噻嗪类利尿剂，可减少死亡率，在肾功能正常或损害较轻时经常使用小剂量利尿剂可避免液体潴留的发生。而肾功能损害较重时，利尿时必须应用襻利尿剂。当血肌酐＜5mg/dl时，仍可使用ACE抑制剂洛汀新（ESBARI已提供证据）；长期应用这些药物应该有利于保护心脏功能，有利于肾功能恢复。

β受体阻滞剂对于心血管高危患者的保护作用非常重要，它是防治心室重构和心力衰竭的重要药物。有些β受体阻滞剂已证实在有肾功能损害时有益于改善肾功能（如比索洛尔、卡维地洛）。β受体阻滞剂的有利作用，见《心力衰竭防治之路》中关于"β受体阻滞剂"各篇。

即使对于冠心病心肌缺血伴代谢综合征、严重心力衰竭、糖尿病肾病和肾功能损害的患者，仍有证据表明，节食、多运动、减轻体重、限制热量、限制食盐、采用健康的食谱，对于降低血压，降低低密度脂蛋白胆固醇，升高高密度脂蛋白胆固醇，改善内分泌功能障碍和胰岛素抵抗，降低心血管病的危险性均十分重要。这样一来，可改善心功能、肺功能、肾功能、运动系统功能，对防治心脑血管病、糖尿病和心力衰竭进展非常重要。

举例如下：

某男，44岁，心前区憋闷、剧痛、冷汗、四肢厥冷、呼吸困难加重，以急性广泛前壁、下壁、正后壁心肌梗死入某县医院。患者有高血压、糖尿病和重度肥胖病史。高血压最高达到260/120 mmHg，体重120kg，身高162cm，BMI 47，为重度肥胖。因剧痛、大量出汗，患者入院后血压稍降低，持续为160/90mmHg，血糖达11.1mmol/L以上，心率达100～130次/分，静点5%葡萄糖盐水＋胰岛素＋氯化钾溶液，患者仍有严重胸痛、憋气。于是给予硝酸甘油静滴，剂量增至15～50μg/min，血压降至110/80mmHg。患者不能平卧，双肺满布干湿性啰音、紫绀、呼吸困难，除了急性心力衰竭外，部分原因是由于高度肥胖并发呼吸功能不全。而大汗、四肢厥冷，可能部分原因是由于心力衰竭和血容量减低。结合患者临床情况，难以决定是否有血容量减低，于是在5分钟内给予静脉推注706代血浆50毫升，进行液体负荷试验，患者血压稍上升，但心率下降到100次/分，证明患者血容量减低。于是缓慢静脉点滴706代血浆500毫升＋多巴酚丁胺100毫克，每分钟15滴，血压升至120～130/80～90mmHg，心率降到90～100次/分，四肢厥冷和全身冷汗减轻。因过去高血压高达260/120mmHg，所以现在血压到110/80mmHg是降低了，升压后四肢厥冷好转。以后血压持续维持在160～180/90～110mmHg，并多次发作急性左心衰竭，出现严重胸闷、憋气、不能平卧。并且，由于高度肥胖并发呼吸功能不全，紫绀和呼吸困难依然严重，持续不能平卧，端坐呼吸，仅能坐在轮椅上输液，血氧饱和度仅为80%～85%。患者显然因高度肥胖并发呼吸功能不全，因急性心肌梗死合并高血压、糖尿病和高度肥胖并发心力衰竭,病情确属复杂。因患者尚年轻,家属准备转我院进一步治疗。患者的关键问题是什么?关键问题是食欲亢进、高度肥胖,病情稍缓解即很能进食。于是让患者主动节食,每天决不能超过半斤主食,并主要以新鲜蔬菜充饥,以保证必需营养。于是15天内利尿加减轻体重20kg以上,患者紫绀、呼吸困难明显好转,血氧饱和度上升到90%以上。同时应用依那普利5~10毫克一天二次,双氢克尿塞25毫克一天一次,速尿片20毫克一天一次,安体舒通20毫克一天三次。经过近2个月治疗,患者减体重加利尿40kg以上,最终体重减低到85kg,心力衰竭得到控制,患者终于得救了。

该患者显然由于代谢综合征并发急性心肌梗死,因高度肥胖并发呼吸功能不全,后者又称Pickwichian综合征。同时,又因急性心肌梗死合并高血压、糖尿病,同时因重度肥胖并发呼吸功能不全和心力衰竭。目前,这种患者在临床十分常见。

目前,肥胖、高血压、糖尿病、代谢综合征的流行与迅速发展的城市化有关;与西方生活方式流行有关;与现代家庭生活中高脂、高热量膳食有关;与缺少运动和体力劳动有关;与吃喝成风密切相关。应该大力提倡健康的膳食结构,提倡运动和体力劳动,提倡"君子之交淡如水"的茶文化,反对"膏粱厚味","穷奢极欲"的酒文化。

(刘坤申)

39 起搏器辅助治疗冠心病严重心肌缺血和心力衰竭

常言道:"逢山开路,遇水搭桥"。

其意是创造条件,设法达到最佳效果,典型事例是铁路和高速公路。

2004年欧洲心脏病协会β受体阻滞剂专家共识文件推荐,所有慢性稳定性冠心病患者都应该长期接受β受体阻滞剂治疗,目的是控制心肌缺血、预防心肌梗死和提高生存率。这是第一级别、具有多项大型临床试验证据的推荐,不论患者是否有心肌梗死病史。因此,我们应该按着"逢山开路,遇水搭桥"的原则,为畅通无阻地应用β受体阻滞剂,建立"高速公路"。

那么,β受体阻滞剂降低心率、降低血压和心肌收缩性,严重心动过缓、血压较低和心力衰竭病人如何应用β受体阻滞剂呢?对于后两种情况可以参考《心力衰竭防治之路》中"β受体阻滞剂"各篇。

对于严重心动过缓患者植入起搏器后再应用大剂量β受体阻滞剂控制心肌缺血,确属疗效显著,举例如下。

某男,77岁,3年前因胸痛、憋气、头晕、疲乏无力,以冠心病不稳定型心绞痛、高血压、慢性脑血管病入院。查体:血压148/70mmHg,心率53次/分,并有多发室上性早搏及短阵房速,颈动脉超声有严重动脉粥样硬化,脑CT检查发现多发脑梗死。曾行冠状动脉造影为严重3支病变,并在前降支近段行支架植入术。半年后患者因胸痛、憋气、呼吸困难加重再次住院。再次行冠状动脉造影,显示严重3支病变,右冠状动脉100%闭塞,前降支近段无支架内再狭窄,中远段多段60%以上狭窄,第一和第二对角支80%~90%狭窄,回旋支65%~80%多段狭窄,并向右冠状动脉形成侧枝循环。建议患者进行冠状动脉搭桥治疗,患者和家属坚决不同意。患者有严重心动过缓,于是建议患者安装起搏器,稳定心率后应用大剂量β受体阻滞剂控制心肌缺血。于是安装双腔DDD心脏起搏器,安装后调整为AAI起搏,心房起搏60次/分,并给予肠溶阿司匹林,大剂量他汀类降脂药物,ACE抑制剂和β受体阻滞剂,比索洛尔(博苏),由10mg/d增加到15mg/d,患者的病情持续控制稳定,无任何不适,现已2年余,无心肌缺血发作。

某女,72岁,患者发作性胸背憋闷,不适10年,高血压30年,最高达210/110mmHg,经常在150~160/70~100mmHg,伴有心悸、早搏、失眠、多梦、无力、头晕等。胸闷、心悸每次发作约10分钟左右,伴有出汗和恐惧感,近2个月加重。查体:血压110/70mmHg,心率50次/分伴频发房性早搏,2-D心脏超声显示左室不大,冠状动脉造影显示,整个冠脉血管床极度细小,弥漫性狭窄,左主干钙化,近段80%狭窄;前降支近段钙化,70%狭窄,回旋支弥漫性90%狭窄;右冠状动脉完全闭塞。入院后诊断冠心病不稳定性心绞痛,高血压三级,很高危。入院后因频发房性早搏,曾给予倍他洛克,因严重心动过缓,倍他洛克减量后安装DDD起搏器,术后调至AAI起搏,起搏心率60次/分,倍他洛克逐渐加量至150mg/d,并用阿托伐他汀、阿司匹林、地尔硫䓬控制心肌缺血,合用科素亚控制血压。患者肝郁气滞仍然严重,给予"疏达肝气,调和营卫"的中药柴胡、桂枝、芍药、茯苓、半夏、丹参、川芎、红花、生姜、大枣、甘草等。连服数剂,患者迅速好转,胸闷、心悸、失眠、多梦、无力、头晕完全控制。

某女,82岁,主因劳力后发作性胸痛,胸闷4年,高血压病史20余年，最高达180/90mmHg。1月前因上腹剧痛伴恶心、呕吐，以急性前壁心肌梗死收入某院，入院后曾做冠状动脉造影显示，3支严重病变，采用PTCA开通前降支，术后病情平稳。2～3天后逐渐憋气、紫绀、不能平卧，血压85～140/50～70mmHg，心率40～50次/分，血氧饱和度70%～90%。曾多次发生急性左心衰竭，血压骤升至160～180/100～110mmHg，经用吗啡、速尿和硝普钠降压后好转。查体：心率40～50次/分，2-D心脏超声显示，左室舒张期末内径（LVEDD）50mm，左室收缩期末内径（LVESD）38mm，左室射血分数（LVEF）48%，短轴缩短率（FS）24%，前间隔、侧壁及心尖部僵直、无运动，符合冠心病广泛前壁心肌梗死、舒张性心力衰竭。入院后给予安体舒通20毫克一天一次，双氢克尿塞25毫克一天一次，依那普利5毫克一天二次，因心力衰竭和血压降低给予静脉点滴多巴酚丁胺3μg/（kg·min），并合用升阳、益气、养阴、活血化淤中药黄芪、柴胡、丹参、党参、麦冬、五味子、甘草等。心力衰竭和低血压改善。患者有严重心动过缓和频发室性早搏，于是安装双腔DDD心脏起搏器，安装后调整为AAI起搏，心房起搏60次/分。稳定心率后应用β受体阻滞剂博苏5mg/d，渐增加至10 mg/d控制心肌缺血，并给予阿托伐他汀降脂、阿司匹林、螺内酯、双氢克尿塞和依那普利，患者很快改善。3个月后活动不受限制，现已2年余，心脏功能已完全恢复正常。

某男，70岁，17年前剧烈胸痛、憋气、大汗，曾患广泛前壁心肌梗死、糖尿病和高血压病。半年前在美国行冠状动脉造影结果为复杂的3支病变。因严重心力衰竭未行支架和搭桥治疗。1年来活动后胸痛、气短、不能平卧，加重5天住院。查体：心率40～50次/分，伴频发室性早搏、二联律，血压140/80mmHg，巩膜轻度黄染，不能平卧，两肺呼吸音粗，肝区叩击痛，下肢水肿，并有少量腹水。2-D心脏超声显示，LVEDD68mm，LVESD61mm，LVEF24%，FS12%，左室前壁运动减低，近心尖部无运动，提示心尖部室壁瘤、缺血性心肌病。入院后给予安体舒通40毫克一天三次，双氢克尿塞50毫克一天一次，速尿片20毫克一天一次，依那普利10毫克一天二次，并用补气养阴、活血化淤中药黄芪、柴胡、丹参、川芎、红花、党参、麦冬、五味子、桂枝、白术、茯苓、甘草等。患者很快水肿消退，可平卧。患者因心动过缓伴频发室性早搏，影响应用β受体阻滞剂，于是行DDD永久心脏起搏器安装术，然后程控为AAI起搏（即右心房起搏），术后患者心悸气短明显好转，然后加用博苏1.25毫克一天二次，以后渐加至一天10毫克，3个月后加至一天15毫克，LVEDD降至64mm，LVESD降至54mm，LVEF升至37%，患者明显好转，再无心力衰竭发作。半年后LVEDD降至58mm，LVESD降至46mm，LVEF升至40%。胸片心脏大小已经完全恢复正常，患者再无心力衰竭发作，活动时无任何胸闷、心悸及气短，患者高兴地赴美居住，半年后返回，身体健康。

严重的不稳定型心绞痛是冠心病的常见临床类型，属于急性冠状动脉综合征范畴。治疗不稳定型心绞痛和严重冠心病心肌缺血有两个目标，即预防心肌梗死，降低病死率。治疗措施包括改良生活方式，纠正心血管病危险因素，使用阿司匹林，他汀类降脂药物，ACE抑制剂和β受体阻滞剂。四者合用可降低冠心病的危险性70%~90%。其中，β受体阻滞剂是首选的抗心绞痛、抗心肌缺血药物。β受体阻滞剂在抗心绞痛和抗心肌缺血治疗中的地位明显高于钙拮抗剂、硝酸盐和ACE抑制剂。多项大型临床试验证据表明，它不仅改善心肌缺血，还能改善预后。β受体阻滞剂治疗可使不稳定型心绞痛患者发展成为急性心肌梗死的危险性显著降低。因此不稳定型心绞痛患者应积极推行β受体阻滞剂治疗，高危患者急性期应该经静脉给药，急性期过后应长期接受β受体阻滞剂口服治疗，这第一级别的推荐。

因此，现有充分的依据为严重或不稳定冠心病，尤其伴有收缩性心力衰竭的患者安装永久心脏起搏器后再进行逐渐增量的β受体阻滞剂治疗。这正是"逢山开路，遇水搭桥"。

（刘坤申）

40 休养生息治心衰，心脏康复不是梦

老子的道德经云："故坚强者死之徒，柔弱者生之徒。是以兵强则不胜，木强则折；强大处下，柔弱处上"。

强秦暴亡，弱汉兴起，此正是"坚强者死之徒，柔弱者生之徒……强大处下，柔弱处上"的经典事例。因此，汉朝初年采取了"休养生息"的治国方略，创造了"文景之治"的太平盛世。同样，此方略完全适用于冠心病严重心力衰竭的防治。

宽阔雄健的臂膀虽是力量的象征，但大如牛心的心脏却意味着心力衰竭，意味着容易发生室性心律失常和死亡。当严重冠心病或心肌梗死后，心腔内压力很高，心壁变薄，心腔扩大，回缩力越来越小时，心力衰竭就发生了。

怎么防治呢？传统的心力衰竭治疗方法"强心、利尿"，实为"病马加鞭"。冠心病心力衰竭就像"病马"，"加鞭"必然增加病死率，促进早死。只有让病马"养精蓄锐"，"休养生息"才能存活。如何"休养生息"呢？举例如下：

某男，65岁，广泛前壁心肌梗死后严重心力衰竭3个月入院，患者不能平卧，肺部经常有湿性啰音，明显呼吸困难、气短，心率经常在110～120次/分，血压90～100/60～70mmHg。经过地高辛、双氢克尿塞、螺内酯和ACE抑制剂治疗后，心力衰竭好转，渐能平卧。左室舒张期末内径达70mm，收缩期末内径达62mm，左心室射血分数（LVEF）26%。先用比索洛尔，后用美托洛尔（倍他乐克）由小剂量逐渐增至一天200毫克，经过坚持不懈的努力，奇迹出现了，半年后病人明显好转，已能上下4层楼不气喘。1年后，无呼吸困难，自感精神倍增，体力充沛。经查 2-D 心脏超声，左室射血分数已

达62%，左室舒张期末内径缩至51mm，收缩期末内径34mm，已达正常范围。您看，这不是采用β受体阻滞剂明显逆转了左室重构吗？3年后经历出血性胰腺炎手术安然出院，5年后自己爬上3000米以上的高山仍感体力充沛。

某男，68岁，陈旧性广泛前壁心肌梗死，频繁室性早搏，明显呼吸困难、气短、心悸，以心力衰竭、频发室性早搏入院。患者曾在心肌梗死后进行冠状动脉介入治疗，现在患者不能平卧，肺部经常有湿性啰音，心率经常在90～110次/分。2-D超声显示，左心室舒张期末内径（LVEDD）76mm，左心室收缩期末内径（LVESD）68mm，左心室射血分数（LVEF）24%。其余心腔也明显扩大，诊断为缺血性心肌病心力衰竭。患者血压110/70mmHg，心率110次/分，端坐呼吸，不能平卧，偶发室性早搏二联律。首先应用双氢克尿噻、呋塞米、螺内酯，以及ACE抑制剂控制液体潴留。经治疗后明显好转，已能平卧。于是用美托洛尔（倍他乐克）由小剂量逐渐增至一天225毫克，经过半年反复的"加重-好转"，"再加重-再好转"的努力后，奇迹出现了，左心室舒张期末内径缩达62mm，左心室收缩期末内径达52mm，上下4层楼已不气喘。1年后，无呼吸困难，自感精神倍增，体力充沛。经查2-D心脏超声，左室射血分数已达56%，左心室舒张期末内径54mm，左心室收缩期末内径40mm，已经完全恢复正常。

某男，69岁，胸闷、气短、心悸，不能平卧时常发作。5年前因胸闷、气短、大汗，以急性广泛前壁心肌梗死入某院，冠脉造影示左降支95%狭窄，其他冠脉也有严重狭窄。曾行冠脉介入治疗。以后因频繁心绞痛发作，发现支架内再狭窄，再次支架治疗。以后又频繁发作心绞痛，冠状动脉造影发现置入支架内又再狭窄，又行切割球囊治疗。本次入院前5天心慌、胸闷、憋气，不能平卧加重入院，高血压史7年。入院后查体，血压110/70mmHg，心率68次/分，两肺无干湿啰音，心电图有I度房室传导阻滞，P-R间期0.26s，V1~V6均呈病理Q波，2-D心脏超声显示左心室舒张期末内径（LVEDD）68mm，左心室收缩期末内径（LVESD）55mm，LVEF24%，FS16%，左心室心尖部室壁瘤形成。入院后给予补气养阴、升阳益气、活血化淤中药以扶正培本，并给予肠溶阿司匹林75毫克一天一次，阿托伐他汀10毫克一天一次。因患者不能应用ACE抑制剂，给予科素亚50毫克一天一次，并给予螺内酯20毫克一天三次及双氢克尿塞12.5~25毫克一天一次。患者渐能平卧，于是加用倍他乐克自12.5毫克一天二次开始，每周增量12.5~25毫克，逐渐增量至一天200毫克，最后达225毫克。用药过程中因为加入补气养阴、升阳益气、活血化淤中药以扶正培本，故患者未出现明显心脏功能减退现象。用药1月余，心悸、胸闷、憋气消失，再无心绞痛发作。坚持治疗1年后患者体力增进，身体健康，LVEDD已降至55mm，LVESD降至46mm，LVEF升至56%，这些指标均已恢复正常，患者已经全无任何临床症状，上下3~4层楼已经不气短，此病人完全恢复实在令人鼓舞。

某男，70岁，1年来活动后胸痛、气短，不能平卧加重5天住院。17年前因胸痛、憋气、大汗曾以急性广泛前壁心肌梗死、高血压、糖尿病住院治疗。1年多来，活动后胸痛、气短，不能平卧明显加重，并伴有头晕、心悸及高血压。查体心率40~50次/分，心律不整，可闻脉间歇，心电图示频发室性早搏，二联律，血压140~150/80~90 mmHg，巩膜轻度黄染，不能平卧，两肺呼吸音粗，可闻湿啰音，肝区叩击痛，心脏2-D超声结果为，LVEDD 68mm，LVESD 61mm，LVEF 24%，FS12%，左心室前壁运动减低，近心尖部无运动，可疑心尖部室壁瘤。提示冠心病缺血性心肌病。入院后给予肠溶阿司匹林75毫克一天一次，安体舒通40毫克一天三次，双氢克尿塞50毫克一天一次，速尿片20毫克一天一次，依那普利10毫克一天二次，并加入活血化淤、补气养阴的中药，患者很快可以平卧。患者曾在美国行冠脉造影，因有严重多支复杂病变，未行介入治疗。患者因心动过缓，于是进行DDD永久心脏起搏器安装术，术后患者心悸、气短明显好转，因房室传导功能尚好，改为AAI起搏，然后加用博苏1.25毫克一天一次，每周增量1.25毫克一天一次，渐加至一天10毫克，3个月后博苏加至每日15毫克，LVEDD降至64mm，LVESD降至54mm，LVEF升至37%，患者明显好转，再无心力衰竭发作。半年后LVEDD降至58mm，LVESD降至46mm，LVEF升至40%，患者再无心肌缺血和心力衰竭发作，活动时无任何疲乏、胸闷及气短。此例极为难得的是心肌梗死后已经近20年，居然在较短时间内心脏接近恢复正常，患者又回美国居住半年，回国后复查，心脏已经恢复正常大小。

目前，冠心病并发心力衰竭已构成庞大的人群，严重心力衰竭是最难逆转的。心力衰竭是心脏病的终末阶段，病死率极高。著名元曲作家马致远的"天净沙·秋思"曰：**"枯藤老树昏鸦，小桥流水人家，古道西风瘦马，夕阳西下，断肠人在天涯"**。许多在苦难中无助的人们都会有这种感受。冠心病并发严重心力衰竭患者会有"回天无力，夕阳西下，断肠人在天涯"的凄凉悲切之感。

美国ACC/AHA心力衰竭治疗指南对于终末期难治性心力衰竭明显表现出"回天乏力，穷途末路，爱莫能助"之感。见《心力衰竭防治之路》后附"ACC/AHA关于终末期顽固心力衰竭的治疗指南"。

通过我们的中西医结合临床实践发现，大多数冠心病心力衰竭是可防可治的。将"休养生息"法合理运用，许多严重心力衰竭患者扩大的心脏明显缩小或心室腔径完全恢复正常，心脏功能明显改善或完全恢复，生活质量有了很大的提高。这些事实证明,"休养生息"法确实可以通过治疗,使扩大的心脏缩小。

何谓"休养生息"法呢?即老子的"处弱、处下",而后经过"休养生息"后才能"处上、处强"的理念。这就需要应用β受体阻滞剂、ACE抑制剂、螺内酯等抑制心力衰竭时过强的神经-内分泌激活,使之"处弱、处下",使衰竭的心脏"节能降耗",而后,通过机体自身的生发功能和中医中药的"补气养阴,活血化淤,扶正培本"的"休养生息"治疗,衰竭的心脏就渐渐有了生机,有了希望。

心力衰竭的防治,正如ACC/AHA慢性心力衰竭治疗指南中将心力衰竭的进展分为A、B、C、D 4个阶段,必须建立心力衰竭的"整体防治策略。例如A阶段重点防治冠心病的高危险因素,以减少对心肌的危害,防止发生心力衰竭的可能性。β受体阻滞剂、ACE抑制剂、他汀类药物降脂治疗和健康生活方式十分重要。B阶段已有冠心病心室重构,但无心力衰竭发生,除上述措施外,应重用β受体阻滞剂、ACE抑制剂逆转心室重构,并应积极控制糖尿病和高血压。C阶段已出现明显心力衰竭,这时应用ACE抑制剂、利尿剂和螺内酯控制液体潴留,抑制RAS系统激活。并可用小剂量洋地黄稳定病情。D阶段为终末期心力衰竭,心力衰竭治疗指南推荐的治疗措施为间断应用正性肌力药物静脉滴住,机械辅助循环装置、心脏移植、心肌细胞移植、人工心脏等,见《心力衰竭防治之路》后附"ACC/AHA关于终末期顽固心力衰竭的治疗指南"。

如果说上述西药治疗能够使心脏很好"休息",那么,传统中医中药通过"补气养阴,活血化淤,扶正培本",则促使衰竭心脏复原,这就是"休养生息"法。冠心病心力衰竭多数表现气阴两虚、气滞血淤或脾肾阳虚型。

《素问·阴阳应象大论》云:"阴在内,阳之守也,阳在外，阴之使也"；《素问·生气通天论》云："阴平阳秘，精神乃治。阴阳离决，精气乃绝"。正是烘托了这种阴阳互相依存，互相消长的关系。

因此，养阴才能升阳，升阳才能行气，行气才能活血，活血才能化淤，去淤才能生新，扶正才能培本。于是把补气养阴、活血化淤药并用，就能起到很好的作用，如柴胡、黄芪、党参、麦冬、五味子、丹参、丹皮、赤芍、川芎、降香、红花，以及熟地、山药、山萸肉、茯苓、泽泻、丹皮、制附子、桂枝、白术等。这些药物对于促进衰弱心脏的复原，健脾利湿，温阳化水发挥了很好的治疗作用。

其实，即使是终末期难治性心力衰竭患者，虽然死亡的危险性极大，但是，认真实施本书所阐述的策略，克服消极因素，增加积极因素，许多病人仍可转危为安。一旦病人从死亡线上挣脱，我们即可赢得时机，实施"点点滴滴化解矛盾，时时处处培植正气，方方面面避害兴利，日积月累战胜疾病"的策略。

"山重水复疑无路，柳暗花明又一村"。

希望患有冠心病严重心力衰竭的朋友，牢记"休养生息治心衰"的理念，抛弃"夕阳西下，断肠人在天涯"的消极情绪，使心脏缩小和心功能改善的良好前景是完全可以实现的。

(刘坤申)

第六部分 冠心病患者防治心律失常的思考

内经云："治病必求其本"。

冠心病并发心律失常时，往往抗心律失常药无休止地应用，这反映了医患的一种恐惧感。其实，心律失常并不一定反映心脏有病，劳累、紧张、吸烟、浓茶、饮酒、电解质紊乱等都是诱因。注意克服这些因素，心律失常就能好转。

内经又云："邪之所凑，其气必虚，正气存内，邪不可干"。

因此，冠心病并发心律失常时，防治方法也应该"标本兼治"，"以治本为主"，即防治心律失常时，必须积极控制心肌缺血。

孙子兵法云："不战而屈人之兵，善之善者也"，重用β受体阻滞剂、ACE抑制剂、醛固酮受体拮抗剂、螺内酯防治冠心病和心力衰竭，从根本上治疗，是最高的策略，不用抗心律失常药，胜过应用抗心律失常药。

41 冠心病并发室上性心律失常的诊治经验

何谓室上性心律失常呢？即起源于心室以上部位的心律失常。冠心病经常并发的室上性心律失常包括，房性早搏、心房颤动、心房扑动、混乱性心房律等。

为什么容易并发房性心律失常呢？冠心病导致心房肌缺血、心房扩大；心力衰竭时心房淤血，容量和压力增高，造成心房机械重构和电重构。另外，低钾、低镁、缺氧、酸中毒，均是导致房性心律失常的病因。这是心脏"内环境紊乱"所致。

对少数几个早搏（房早和室早），若患者无症状则"不处理"，但要积极处理低钾、低镁，若血钾较低时（<4.0mmol/L），则予以补钾、补镁。应用螺内酯使血钾水平保持在4.0～5.0mmol/L之间，比抗心律失常更重要。一般说来，长期坚持服用β受体阻滞剂、ACE抑制剂和螺内酯比应用抗心律失常药更有效。

冠心病心肌缺血并发心力衰竭时，改善心肌缺血最重要。我的处理方法是重用他汀降脂药、β受体阻滞剂、ACE抑制剂和螺内酯治疗，控制心力衰竭、改善心室重构。β受体阻滞剂逐渐加量，直至靶剂量，如倍他乐克逐渐增量至200mg/d，博苏10mg/d，卡维地洛50mg/d，这是"慢处理"，是"以治本为主"的处理。

应用β受体阻滞剂和螺内酯防治冠心病心力衰竭并发心律失常的经验已由大型临床试验 CIBIS-Ⅱ，MERIT-HF，RALES试验等得到证实，证明可明显减少心脏猝死，减少心律失常的发生率，降低死亡率。

心力衰竭时最常并发房颤，约占10%～30%。当房颤发生时，心室率在70～90次/分，病人血液动力学稳定，这时只需采用华法令抗凝，保持 INR2.0～3.0，使病人血栓栓塞可能性尽可能降低。房颤使中风的发生率增加 5～7 倍，当伴有心脏瓣膜病时，中风的发生率增加17倍。因此，若病人发生房颤时，这时应该采用华法令抗凝。PIAF 试验、STAF 试验和 RACE 试验以及包括 4000 例以上病例的 AFFIRM 试验均已证实，对比控制心律（即恢复窦性心律）和控制心率（即房颤时控制心率在 100/ 分以下）对于房颤患者病死率的影响，发现两者并无差别。

因此，用 β 受体阻滞剂等控制心室率加华法令抗凝治疗的策略与恢复窦性心律的策略，均可作为冠心病心力衰竭并发心房颤动时的治疗选择。然而，对于初发房颤和心功能不全的患者，应该给予一次将房颤恢复为窦性心律的机会。

若冠心病严重心力衰竭伴有快速心房颤动时，病人心室率在 100 次 / 分以上，尤其在 150 次 / 分以上时，由于心室率极快，心室充盈期缩短，对心脏充盈功能影响极大。这时应该给予西地兰 0.4～0.6 毫克，静脉点滴壶内加入，以迅速使房颤时心室率降低至 100 次/分以下。西地兰可降低安静时的心室率，而对于控制运动状态下的心室率，则需给予 β 受体阻滞剂或钙拮抗剂地尔硫䓬。对于心力衰竭并发快速房颤，心室率极快时，若确定无洋地黄应用过量，并且肾功能正常时，可给予西地兰 0.4～0.6 毫克，加入静脉点滴壶内，可在 0.5～1.0 小时内迅速将心室率控制至 100 次 / 分以内，病情会迅速改善。在心力衰竭伴快速房颤时，较大剂量应用西地兰安全可靠。

若有肾功能异常，未用过洋地黄时，也可用小剂量西地兰 0.2 毫克入静脉点滴壶内，迅速使房颤时心室率降低，可控制安静状态下的快速心室率。而 β 受体阻滞剂和钙拮抗剂地尔硫䓬(合贝爽) 本身既是抗心肌缺血药物，又可抑制安静和运动状况下快速房颤时的心室反应，并且提高心力衰竭病人的生命质量和生活质量。因此，心力衰竭伴快速房颤心室率极快时，可以将西地兰和β受体阻滞剂或钙拮抗剂地尔硫䓬（合贝爽）一起应用。可谓"文武并用，垂功而治"。

举例如下：

某女，90岁，患冠心病、高血压伴严重心力衰竭多年，气短、呼吸困难，不能平卧反复发作6年余，发作时血压高达170～200/70～100mmHg，快速房颤时心率达150～180次/分。这时患者立即出现呼吸困难、端坐呼吸、不能平卧，两肺立即出现大量干湿性啰音。这时立即给予吗啡3毫克静脉滴入，患者立刻镇静，呼吸困难好转。同时给予患者硝普钠静脉滴入，从15μg/min开始，逐渐增量到达50μg/min，血压降到120～140/60～70mmHg。同时给予小剂量β受体阻滞剂倍他乐克6.25毫克口服，血压降低后给予西地兰0.4毫克+速尿20毫克静脉滴入，心率降至100～130次/分，患者渐渐能平卧，两肺呼吸音清晰。于是给予倍他乐克12.5～25毫克口服，一天三次，心率降到100次/分以下，并给予卡托普利25毫克一天三次，双氢克尿噻25毫克一天一次，螺内酯20毫克一天二次，血压进而降到110～120/70～80mmHg，心率降到70～90次/分，患者病情完全控制。以后患者用相似方案加减治疗，已5年余。高血压、房颤和心力衰竭控制良好。该患者现在已90余岁高龄，经2-D心脏超声检查，患者左心室不大，左室射血分数正常，属于高龄患者的舒张性心力衰竭。这种情况尤其多见于老年、高血压女性患者。

房颤可使心输出量较窦性心律时减低15%～35%，尤其是心室率极快>150次/分时。这时可用西地兰0.4～0.6毫克加入5%葡萄糖中静推5分钟，结合应用β受体阻滞剂，可在0.5～1小时内迅速将心室率控制在100次/分以内，迅速缓解患者的呼吸窘迫、胸闷、憋气，并使肺部啰音、紫绀和端坐呼吸迅速得到控制。

老年冠心病、高血压伴快速房颤诱发心力衰竭时,这时可用合贝爽10毫克加入5%葡萄糖中静注5分钟,可使心房颤动时快速心室率减低30次/分左右,也可使病情迅速得到控制。同样,给予美托洛尔静注或口服既可控制静息时心室率,也可控制运动情况下的心室率,并取得显著疗效。同时采用洋地黄和β受体阻滞剂控制房颤时的快速心室率,效果良好。

冠心病伴房颤时若长期持续保持极快的心室率,可能造成心脏扩大和心室重构。对于这些病人,首先应该应用β受体阻滞剂或钙拮抗剂地尔硫䓬(合贝爽)将极快的心室率控制到<100次/分,若房颤、房扑能复律为窦性心律时,应尽量将其转为窦性心律,这可能对于冠心病心力衰竭和大心脏的恢复十分重要。

冠心病伴多源性房速心室率极快时,可用β受体阻滞剂治疗,"快刀斩乱麻"。这种极难捉摸的多源性房速、心室率极快并发急性左心力衰竭时,孰药可救?抑制多源性房速惟有美托洛尔。我们多次用美托洛尔使患者获救,见"急性心肌梗死并发急性左心衰竭——何药力挽狂澜?"。

中国有句谚语叫"投鼠忌器",是讲用石块投掷老鼠时,一定注意不要砸碎您家的大花瓶。在治疗冠心病心力衰竭伴房性快速心律失常时,一定注意,不要损害您的"心脏内环境"。您所选用的治疗措施必须保护心脏,降低死亡率。暂时应用有效、长期应用有害的治疗措施绝不应该应用。

在所有治疗冠心病心力衰竭并发房性心律失常的治疗措施中,β受体阻滞剂、ACE抑制剂和螺内酯是能够做到"投鼠忌器"的最佳选择。

(刘坤申)

42 冠心病患者并发室性心律失常和心脏猝死的防治策略

"住在玻璃房子里玩弄石头,是再危险不过了",这是一句有名的西方谚语。

年轻医生处理冠心病并发严重室性心律失常时,就像"住在玻璃房子里玩弄石头"一样胆战心惊。这是因为病人具有发生心脏猝死的高度危险性。但是,心脏猝死的发生可能是"平地一声雷",有时与室性心律失常并不相关。

冠心病伴有慢性心力衰竭的患者会发生频发和复杂的室性心律失常,并且约50%~70%的心力衰竭患者患有阵发性非持续性室速,即短阵(室性早搏连发>3~5个)的室速。因此学术界曾设想,抑制心肌梗死后的室性心律失常,会减少心脏猝死。于是,应用抑制室性心律失常最为有效的药物英卡胺、氟卡胺和莫雷西嗪抑制心肌梗死后室性早搏和短阵室速,这些患者左室射血分数<45%。先导试验证实,这些药物抑制室性心律失常非常有效。然而,随后的随机双盲对照试验——CAST试验的结果证实,采用英卡胺、氟卡胺治疗使心血管死亡人数增加到对照组的3.6倍[4.5%:1.2%,相对危险度(RR)为3.6,95%可信区间1.7~8.5],全病因死亡率增加到对照组的2.5倍[死亡率为7.7%:3.0%,相对危险度(RR)为2.5,95%可信区间为1.6~4.5]。采用莫雷西嗪治疗时,更是出人意料,在初始的2周试验中,莫雷西嗪组17例死亡(2.3%),而安慰剂组仅3例死亡(0.3%),相对危险度(RR)为5.6,95%可信区间为1.7~19.1。也就是说,莫雷西嗪使死亡率增加到安慰剂对照组的5.6倍。另外,莫雷西嗪

组不良反应也多见。因此,试验提前终止。

以上试验说明,对于心肌梗死后心脏收缩功能降低,伴有频发室性心律失常的患者,采用英卡胺、氟卡胺和莫雷西嗪治疗,并未降低死亡率及心脏猝死。因此,对于这些患者必须考虑抗心律失常治疗对死亡率的影响,一定要"投鼠忌器"。

现有研究证据提示,冠心病心力衰竭病人猝死通常不是由短阵室速向长阵持续性室速演变造成的,而是由于严重心肌缺血、缓慢心律失常或电－机械分离所致,即"心脏大厦坍塌"是由于心脏的"豆腐渣工程"所致。

尽管有这些发现,许多医生仍然认为,在冠心病晚期心力衰竭患者,非持续性室速在猝死发生中扮演重要角色,并主张选用抗心律失常药物抑制它。像CAST试验一样,虽然,这些药物抑制室性心律失常有效,但并未使猝死发生率下降。并且许多药物因有负性肌力作用,并有致心律失常作用,甚至使心力衰竭加重,心律失常加重,死亡率增加。这就是"抽刀断流,水更流,借酒消愁,愁更愁"。这种危险性在应用下列药物时,就会使危险性更为增加,如IA抗心律失常药物奎尼丁,普鲁卡因胺;IB类抗心律失常药物莫雷西嗪;IC抗心律失常药物氟卡胺,英卡胺;Ⅲ类抗心律失常药物D-索他洛尔等。

在冠心病严重心力衰竭伴有室性心律失常的患者,医生不应再努力采用动态心电图寻找室性心律失常的证据,因为,这些患者室性心律失常、短阵室速是太常见了。并且,不应该采用上面所列药物试图消灭这些心律失常,现有大型临床试验证据提供的处理策略如下。

1. β受体阻滞剂治疗　已有大型临床试验CIBIS-Ⅱ、MERIT-HF采用比索洛尔、美托洛尔治疗可使严重心力衰竭患者心脏猝死发生率下降42%~45%,见《心力衰竭防治之路》

"航程与灯塔","心力衰竭治疗中的β受体阻滞剂家族"。因此,心力衰竭病人应该常规采用美托洛尔、比索洛尔、卡维地洛等已证明防治心力衰竭和心律失常有效的药物治疗。这些药物开始时需要应用小剂量,并逐渐增量,直达靶剂量或最大耐受剂量,见《心力衰竭防治之路》"β受体阻滞剂治疗慢性心力衰竭——孩子抱牛疗法"。

2. 胺碘酮治疗　它是Ⅲ类抗心律失常药,它与其他Ⅲ类抗心律失常药不同,具有抗心脏交感神经作用。在一项随机开放对照试验中,胺碘酮治疗显著降低死亡的危险。而在另一个随机双盲安慰剂对照的临床试验中,胺碘酮却对全病因死亡率,死亡和住院的联合风险几乎没有影响。十分有趣的是,治疗的益处可能主要不在于抗心律失常作用,该药有可能提高射血分数,减少心力衰竭恶化的危险。心力衰竭发生严重心律失常时,胺碘酮是最受青睐的药物。但是,它终究是"治标"的措施。心力衰竭患者并发单形室速、多形室速时、室速、室颤及其他严重室性心律失常时,表示病情极为严重。应尽快采用电复律,并用静脉胺碘酮维持治疗。如当时血流动力学稳定,可用胺碘酮(可达龙)静脉注射复律及维持治疗。胺碘酮静脉注射用法如下:胺碘酮3~5mg/kg(150毫克)加入5%葡萄糖中静脉推注10分钟(15mg/min),静注过快可致严重低血压,然后以1.0mg/min维持静脉滴注6小时,继之以0.5mg/min静滴24~48小时。一般每天总量不超过1200毫克。若静脉推注后心律失常未得到控制,则在10~30分钟后可重新静脉推注150毫克。我国胺碘酮口服剂量较小,一般推荐0.2g一天三次,共5~7天。然后0.2g一天二次,共5~7天。由于剂量偏小,发生肺间质纤维化、肝脏损害、甲状腺功能异常者很少。胺碘酮在心力衰竭患者中应用,并无明显负性肌力作用,有些作者甚至认为可有一定程度的正性肌力作用。

目前认为，胺碘酮单用或与β受体阻滞剂，植入式心脏转复除颤器（ICD）合用，对于抑制致死性室性心律失常的复发可能有效。这些情况包括，冠心病人有猝死、室颤、持续性室速或危害血流动力学的室速病史。这时，采用ICD治疗后，可用胺碘酮合用β受体阻滞剂辅助抑制室性心律失常复发，并减少ICD使用频率，延长ICD使用时间。

心力衰竭晚期并发室速时何药最有效？我的经验是，将β受体阻滞剂逐渐增大到靶剂量，如CIBIS-II试验中比索洛尔用至10mg/d；MERIF-HF试验中倍他乐克控释片用至200mg/d。COPERNICUS试验中卡维地洛用至50mg/d。这些试验都证实β受体阻滞剂减少心脏猝死40%以上。其主要机制就是β受体阻滞有着显著抗心律失常作用。我曾经治疗20余例冠心病并发室速的患者，其中有些病例有严重心力衰竭，采用大剂量美托洛尔治疗，至今长期存活。

3. ICD治疗　已证明ICD植入可在在冠心病伴有心功能不全或射血分数减低（<30%）的患者减少死亡率，若发现非持续性室速或电生理检查诱发室速时，植入ICD疗效优于抗心律失常药物治疗。

冠心病心力衰竭时防治室速和心脏猝死的策略，归根到底，虽然ICD的能预防心脏猝死，但价格昂贵，目前中国的卫生资源难以承受，以及电击造成的"恐惧感"，使它并不受青睐。在ICD植入之外，β受体阻滞剂是最简单、最有效、最实用、最廉价、最适合基础推广和应用，最受老百姓欢迎，也最能延年益寿，并能显示医生的才能和智慧的药物。

举例如下：

某男，64岁，因冠心病心绞痛、广泛前壁心肌梗死曾在北京某医院做经皮冠状动脉介入治疗（PCI），介入治疗后患者仍有心绞痛发作并发现心尖部室壁瘤，于是继续冠状动脉造影，发现支架内再狭窄，于是行主动脉-冠状动脉旁路术+

室壁瘤切除术，术后发现患者反复晕厥发作，心电图呈持续性室速，于是转回心内科继续治疗，安装ICD。安装ICD后曾晕厥数次，ICD转复成功，ICD放电时有"电击样"恐惧感，于是到我院求治。患者活动时有心慌气短，夜间高枕卧位，两肺少许干啰音，肝区轻度叩击痛，颈静脉轻度怒张，叩诊心界扩大。2-D心脏超声显示，左心室舒张期末内径（LVEDD）66mm，左心室收缩期末内径（LVESD）55mm，左心室射血分数（LVEF）30%，患者住院时曾用小剂量倍他乐克12.5毫克一天二次，并用胺碘酮0.2毫克一天一次，于是将ICD的起搏模式调至AAI，心房起搏频率调至60次/分，逐渐增加倍他乐克剂量至50毫克一天三次，患者再无晕厥（即室速）发作。另外给患者口服螺内酯20毫克一天三次，双氢克尿塞12.5毫克一天一剂，因患者血压较低，仅用培垛普利2毫克一天一次。治疗半年后患者LVEDD缩小至60mm，LVESD缩至48mm，LVEF升至40%，患者状态良好。再无晕厥（即室速）发作。

已有文献证明，螺内酯明显减少非缺血性心肌病时室性心律失常的发生率。因此抗室性心律失常和心脏猝死时，采用小剂量螺内酯单独或与ACE抑制剂合用，保持血钾水平在4.0～5.0mmol/L之间，对于保证生命安全，防止室性心律失常和猝死至关重要，见《心力衰竭防治之路》"心力衰竭病人最适宜的血钾水平是多少"。

冠心病心力衰竭发生室性心律失常和心脏猝死的机制是左室重构。β受体阻滞剂、ACE抑制剂和螺内酯可能对改善左室重构是至关重要的药物。由于心室重构的改善，室性心律失常和猝死的危险性大为降低。

特别值得强调的是采用β受体阻滞剂治疗可使严重心力衰竭患者心脏猝死发生率下降45%，见《心力衰竭防治之路》"心力衰竭治疗中的β受体阻滞剂家族"。ACE抑制剂和小剂量醛固酮受体拮抗剂螺内酯在重症心力衰竭患者中应用明显减低全病因病死率30%，减少心血管病死率31%，减少心力衰竭加重住院36%（RALES试验），并减少严重心律失常致死。

因此，冠心病心力衰竭时并发室性心律失常和心脏猝死是可防可治的。β受体阻滞剂、ACE抑制剂和螺内酯可以改善左室重构，是构建"心脏电稳定"的重要药物，由于心室重构的改善，室性心律失常和猝死的危险性即大为降低。

"投鼠忌器"和"住在玻璃房子里玩弄石头，是再危险不过了"是两句有名的中西谚语，采用药物治疗冠心病严重心力衰竭伴有室性心律失常的患者，一定要牢记这两句有名的中西谚语。做到既要构建"心脏和谐的内环境"，也要抑制室性心律失常，减少心脏猝死。这就是"既要住在玻璃房子里，又要避免玩弄石头"，"既要投鼠，更要忌器"。必须使这两者和谐统一，才是最聪明的选择。

（刘坤申）

第七部分 中西医结合治疗冠心病的策略

"医学三字经"云："心胃痛，有九种，辨虚实，明轻重，痛不通，气血壅，通不痛，调和奉"

"痛不通，气血壅"一语道破了冠心病心绞痛的病理机制，而治疗关键就是"通不痛，调和奉"。关于"调和"之法，清代名医高士宗云："通之之法，各有不同。调气以和血，调血以和气，通也。上逆者使之下行，中结者使之旁达，亦通也。虚者助之使通，寒者温之使通，无非通之之法也"。

上述名家之言，是中华传统医学的璀璨明珠，它指导着我们中西医结合防治冠心病心绞痛的策略。

43　"活血化淤法"治疗心绞痛

清代名医陈修园曰:"痛不通,气血壅"。

冠心病病人大多数在劳力或安静时会出现心前区憋闷、疼痛,这是因为冠状动脉狭窄或闭塞所致,即"痛不通,气血壅"也。

20世纪中期,有学者提出冠心病的主要病理机制是"心血淤阻,血脉不通",即"血淤症"。血淤证是与血液循环有关的病理过程,主要表现在以下几个方面。

(1) 血液流变学异常。血淤证患者的血液表现"浓、黏、凝、聚"的倾向。"浓"指血球压积增加,血浆蛋白和血脂等浓度增高等;"黏"指血液黏稠,表现为全血和血浆比黏度增加;"凝"指血液的凝固性增加,血浆纤维蛋白原增加,凝血加速;"聚"指血细胞聚集性增加,红细胞和血小板运动缓慢,血小板聚集性增高,红细胞沉降率加快等。由于上述变化,故血淤患者血液运行不畅,易致血栓形成。

(2) 微循环障碍。微循环一般是指微动脉与微静脉间的血液循环。祖国医学早有"久病入络为血淤"的理论。血淤患者一般均有微循环障碍的表现,如微血管变形、缩窄或闭塞。微循环血流缓慢淤滞、血管内凝血、血管周围渗血和出血等。

(3) 血流动力学障碍。血淤患者大多出现器官或组织的循环障碍,血流量降低,如肺动脉栓塞时肺循环和体循环障碍,缺血性中风时脑循环障碍等。

冠心病心绞痛和急性心肌梗死具有典型的血淤证和心肌微循环障碍症状,中医文献中有"胸痹"、"真心痛"、"厥心痛"等描述。活血化淤药治疗冠心病具有良好疗效。

冠心病血淤症的实质是主要是心肌的血液循环障碍和微循环障碍。学术界倡导用"活血化淤法"为主治疗冠心病。

现在研究证实，活血化淤治疗不仅可以明显缓解冠心病心绞痛的症状，而且可以减少冠状动脉介入治疗的需要及冠状动脉介入治疗后再狭窄的发生率和心绞痛的复发率。"活血化淤法"是指采用疏通血脉、祛除血淤的药物治疗血淤证。按药物作用特点不同，可分为养血活血药，如丹参、三七、当归、赤芍、益母草等；活血化淤药，如川芎、三七、桃仁、红花、蒲黄等；祛淤止痛药，如三七、乳香、没药、延胡索等；破血散结药，如三棱、莪术等；活血通络药（通心络），如水蛭、全蝎、土鳖虫、蜈蚣、蝉蜕等。已证明许多活血化淤药有增加冠脉血流量，改善心肌供血供氧的作用，如丹参、赤芍、红花、川芎、当归、延胡索、毛冬青、益母草等；由活血化淤药为主组成的冠心2号方由丹参、赤芍、川芎、红花、降香组成；复方丹参滴丸由丹参、川芎、三七等组成；丹红注射液由丹参、红花组成；这些都是"活血化淤法"的典型方剂。另外，通心络由人参、水蛭、全蝎、土鳖虫、蜈蚣、蝉蜕、赤芍等组成，**步长脑心通则由黄芪、桂枝、川芎、水蛭、地龙、全蝎、红花、乳香、没药、牛夕等药物组成。**这两个组方成药均具有很好的疗效，可发挥活血化淤、祛风通络作用。

在临床上冠状动脉介入治疗术后反复出现再狭窄的病人并不少见，我们曾接诊有10余位反复进行冠心病介入治疗，而又反复出现再狭窄和心绞痛复发的病人。经多个医院、多方治疗无效，后来展转到我院求医，通过升阳益气、活血化淤、扶正培本和西药他汀类降脂治疗和大剂量β受体阻滞剂治疗，患者未再做冠状动脉介入治疗，也再无心绞痛发作。至今已有2～3年他们的心绞痛未再发作。举例如下：

某男，69岁，患陈旧性广泛前壁心肌梗死6年，明显胸闷、胸痛、呼吸困难、频繁室性早搏、气短、心悸,以心力衰竭、频发室性早搏入院。患者曾在心肌梗死后进行3次冠状动脉介入治疗。现在患者不能平卧,肺部经常有湿性啰音,心率经常在90～110次／分,2-D超声显示,左心室舒张期末内径(LVEDD)76mm,左心室收缩期末内径(LVESD)68mm,左心室射血分数(LVEF)24%。其余心腔也明显扩大,诊断为冠心病、缺血性心肌病心力衰竭。患者血压110/70mmHg,心率110次／分,端坐呼吸,不能平卧,偶发室性早搏二联律。对于该患者来说,最重要的是首先应用螺内酯、双氢克尿塞和速尿,以及ACE抑制剂控制液体潴留。经过6～7天治疗后液体潴留明显好转,已能平卧。根据患者心阳不振、气阴两虚,并有心脉淤阻的情况,于是加用补气养阴、活血化淤的中药黄芪、丹参、党参、麦冬、五味子、赤芍、降香、红花等,采用中药后胸闷和气短明显轻松;并用阿托伐他汀20mg/d,美托洛尔(倍他乐克)由小剂量逐渐增至一天225毫克,奇迹出现了。半年后病人明显好转,左心室舒张期末内径缩至62mm,左心室收缩期末内径缩至52mm,上下4层楼已无胸闷、胸痛、不气喘。1年后,无呼吸困难,自感精神倍增,体力充沛。经查心脏B超,左室射血分数已达56%,左心室舒张期末内径达54mm,左心室收缩期末内径达40mm,已经恢复正常。

某男,72岁,主因活动后明显胸闷、胸痛、呼吸困难、气短、心悸10年,并有高血压和2型糖尿病史,陈旧性前间壁心肌梗死已10年。患者曾在入某院后进行3次冠状动脉造影,发现前降支、回旋支和右冠状动脉70%～95%狭窄,连续进行3次冠状动脉介入治疗,又连续发生再狭窄。患者稍活动即严重胸闷,肺部常有湿性啰音,心率经常在90～100次/分,血压经常在150/110mmHg左右,并发现2型糖尿病。2-D超声显示,左心室不大,诊断为冠心病不稳定心绞痛,2型糖尿病，高血压三级，很高危。心率90次/分。对于该患者来说，最重要的是心气不足、心脉淤阻、气阴两虚，于是并用补气养阴、活血化淤的中药黄芪、丹参、党参、麦冬、五味子、川芎、赤芍、降香、三七、红花等，采用中药后呼吸困难和气短明显好转。并用阿托伐他汀20mg/d，肠溶阿司匹林100mg/d，美托洛尔（倍他乐克）由小剂量逐渐增至一天250毫克，奇迹出现了。虽然未再做PCI，半年后病人明显好转，上下4层楼已无胸闷、胸痛、不气喘。1年后，无呼吸困难，自感精神倍增，体力充沛，已经完全恢复正常。

某男，74岁，主因活动后明显胸闷、胸痛、呼吸困难、气短3个月入院，高血压和2型糖尿病史10年，血压最高达180/110mmHg，空腹血糖8.1mmol/L。入院后心率60次/分，血压110～140/60～70mmHg，2-D心脏超声显示，左房稍大，心脏功能正常。患者多次发生剧烈胸痛伴大汗、面色苍白，胸前导联V2～V6的ST段水平型压低5～6mm，提示前降支近段或左主干病变。但患者坚信中华传统医学，不愿进行冠状动脉造影。入院后诊断为冠心病不稳定心绞痛，2型糖尿病，高血压三级，很高危。对于该患者来说，最重要的是心阳不足、心脉淤阻、气阴两虚，于是并用升阳益气、活血化淤、养阴通脉的中药黄芪、柴胡、葛根、丹参、党参、麦冬、五味子、赤芍、降香、三七、红花等，采用中药后呼吸困难和气短明显好转。并用阿托伐他汀20mg/d，肠溶阿司匹林100mg/d，美托洛尔（倍他乐克）由小剂量逐渐增至一天200毫克，奇迹出现了。虽然未再做冠状动脉造影和PCI，1月后病人明显好转，上下4层楼已无胸闷、胸痛，不气喘，患者一直坚持打太极拳。半年后再无胸闷、胸痛、呼吸困难发作，自感精神倍增，体力充沛，已经完全恢复正常。

中医云："气为血之帅，血为气之母"。

这正是中医活血化淤的基本原则，即"调气以和血，调血以和气"。

　　从上述病例可知，"通则不痛"正是通过"活血化淤"达到的。而"活血化淤"也正是在"调气以和血，调血以和气"，"维护正气，祛除邪气"的基础上完成的。同时"补气养阴，扶正培本"正是起着强身健体的作用，使"正气存内，邪不可干"。另外，也要通过纠正机体的阴阳失衡，使之达到"阴平阳秘，精神乃治"。

（刘坤申）

44 疏肝理气通气机，调和营卫保心脏

内经云："肝藏血，血舍魂，肝气虚则恐，实则怒。"又云："肝为将军之官，谋虑出焉"；后世医家云："肝主疏泄，协调全身气血运行"。

由上述可知，中医"肝"的功能相当现代医学的心脏和部分"脑"的功能。心脏是全身血液循环的重要器官，同时心脏自身又有完整的冠脉循环系统。因此，中医学治疗冠心病的方法，应该"疏肝理气"，"宣通气血"，"调和营卫"。

那么，营卫为何物呢？

内经云："人受气于谷，谷入于胃，以传与肺，五脏六腑，皆以受气，其清者为营，浊者为卫，营行脉中，卫行脉外"，又云："营卫者，精气也；血者，神气也。故血之与气，异名而同类焉。"

因此，中医治疗冠心病必须兼顾"疏达肝气，调理气血，调和营卫"，才能做到"阴平阳秘，精神乃治"。因此，"通则不痛"应该有着非常丰富的内涵。

在临床上，采用"疏达肝气，调和营卫"的"通法"治疗冠心病心绞痛取得了显著疗效，举例如下：

某女，62岁，患者发作性胸闷、心悸、胸痛10年，并有高血压和糖尿病史。胸闷、心悸每次发作约10余分钟，伴有出汗和极度恐惧感，近1个月加重。查体：血压120～158/60～90mmHg，心率60～90次/分，伴频发室性早搏，2-D心脏超声显示左心室不大，冠状动脉造影显示冠脉细小，前降支狭窄80%，回旋支弥漫狭窄60%～80%，右冠状动脉狭窄60%～70%。入院后诊断

冠心病不稳定性心绞痛、高血压三级，很高危。2型糖尿病。曾在院外给予吸氧、镇静、肠溶阿司匹林、硝酸脂、低分子肝素、美西律、厄贝沙坦和倍他洛克等治疗，未见任何改善。入院后除上述治疗外，给予阿托伐他汀，并加大倍他洛克至200mg/d，并给予柴胡、芍药疏肝敛阴；芍药合用桂枝调和营卫；茯苓健脾利湿、定悸除烦；半夏和胃降逆；丹参、红花、降香活血化滞；生姜、大枣、甘草调和诸药。连服数剂，患者迅速好转，胸痛、胸闷、心悸完全控制，连多年未愈的失眠、腹泻也治好了。

某男，68岁，患者发作性胸痛、胸闷、心悸5年，并有高血压及早搏，失眠、多梦、无力、头晕等病史。胸闷、心悸每次发作约3～5分钟，伴有出汗和极度恐惧感，近1个月加重。查体：血压140～160/90～100mmHg，心率70～100次/分伴频发室性早搏，2-D心脏超声显示左室不大，冠状动脉造影显示整个冠状动脉血管极度细小，前降支、回旋支和右冠状动脉狭窄弥漫性狭窄。入院后诊断冠心病不稳定性心绞痛、高血压和2型糖尿病。曾在某院给予吸氧、镇静、肠溶阿司匹林、硝酸脂、低分子肝素、美西律和倍他洛克等治疗，未见明显改善。入院后除上述治疗外，给予阿托伐他汀，并加大倍他洛克至200mg/d，并给予柴胡、芍药疏肝敛阴；芍药合用桂枝调和营卫；茯苓和半夏定悸除烦；半夏和勾藤和胃降逆；丹参、川芎活血化滞；生姜、大枣、甘草调和诸药。连服数剂，患者胸痛、胸闷、心悸完全控制。

某女，72岁，患者发作性胸背憋闷，不适10年，高血压30年，最高达210/110mmHg，经常在150～160/70～100mmHg，伴有心悸、早搏、失眠、多梦、无力、头晕等。胸闷、心悸每次发作约10分钟左右，伴有出汗和恐惧感，近2个月加重。查体：血压110/70mmHg，心率50次/分伴频发房性早搏，2-D心脏超声显示左室不大，冠状动脉造影显示，整个冠脉血管床极度细小，弥漫性狭窄；左主干钙化，近段80%狭窄，前降支近段钙化，70%狭窄；回旋支弥漫性90%狭窄；右冠状动脉完全闭塞。入院后诊断冠心病不稳定性心绞痛、高血压三级，很高危。入院后给予阿托伐他汀和倍他洛克，因患者严重心动过缓，故安装DDD起搏器，术后调至AAI起搏，起搏心率60次/分，倍他洛克逐渐加量至150mg/d，并合用科素亚控制血压，地尔硫䓬控制心肌缺血。患者肝郁气滞严重，给予柴胡、芍药疏肝敛阴；芍药合用桂枝调和营卫，茯苓和半夏定悸除烦，半夏和勾藤和胃降逆；丹参、川芎、红花、降香活血化滞；生姜、大枣、甘草调和诸药。连服数剂，患者迅速好转，胸闷、心悸、失眠、多梦、无力、头晕完全控制。此乃"疏达肝气，调和营卫"之方也。

某男，70岁，患者于劳力或情绪激动时发作胸闷、心悸、胸痛9年余，无高血压及糖尿病史。胸闷、心悸每次发作约10余分钟，伴有出汗和极度恐惧感，近1个月加重，以急性前间壁心肌梗死入院。冠状动脉造影左主干狭窄40%，前降支100%闭塞，回旋支狭窄95%，右冠状动脉狭窄70%～100%，为3支严重病变。患者拒绝冠状动脉搭桥术，于是采用中西医结合治疗。查体：血压120/70mmHg，心率70次/分，2-D心脏超声显示左心室舒张期末内径58mm，左心室射血分数23%。给予肠溶阿司匹林、阿托伐他汀、硝酸脂、ACE抑制剂、低分子肝素和倍他洛克等，逐渐加大倍他洛克至200mg/d，起初未见显著改善。因此，除上述治疗外，重用疏肝理气、调和营卫的中药柴胡、丹参、当归、川芎、红花、降香、芍药、桂枝、茯苓、半夏、生姜、大枣、甘草等药。连服数剂，患者迅速好转。服药1月余，胸痛、胸闷、心悸完全控制，多年未愈的失眠、多梦也治好了，患者的左心室扩大正在随访中。

清代另一名医高士宗对"通法"做了详细诠解，云："通之之法,各有不同。调气以和血,调血以和气,通也。上逆者使之下行,中结者使之旁达,亦通也。虚者助之使通,寒者温之使通,无非通之之法也"。

通过高士宗的诠解,我们可以清晰地了解到,中医学治疗冠心病心绞痛的"通法",应该具体病人具体对待,不但有"活血化瘀"之法,也有"疏达肝气,调和营卫"之法。本文所举的治疗冠心病心绞痛的方法,正是"疏达肝气,调和营卫"的"通法",是"调气以和血,调血以和气"的"通之之法"。

冠心病是全身疾病的局部表现。中国传统医药治疗冠心病的优势在于立足整体,着眼局部,纠正机体阴阳失衡和气血运行失常,使之达到"正气存内,邪不可干","阴平阳秘,精神乃治"的目的。

(刘坤申)

45　益气养阴鼓正气，乘风破浪化淤血

中医云："气为血之帅，血为气之母"。

这是中医处理血淤证患者时总的指导方针，活血必先行气。

许多严重冠心病心绞痛和心肌梗死病人面色死灰、呼吸困难、口唇紫绀、心悸、气短、血压降低，脉搏微弱，甚至处于严重心力衰竭或休克状态。此正是"正气不足，气血壅滞"所致。

上述患者是极其危重的临床情况，单纯活血化淤药则在破淤血的同时，耗散真阴和真阳，更使病人气喘吁吁、呼吸困难，临床状况更加不稳定。怎么办？

临床用于治疗血淤证的药物，除了丹参、川芎、当归、赤芍、红花、延胡索、三七等养血活血，作用缓和外，其他如乳香、没药、三棱、莪术、桃仁等破血散结药，则作用峻烈，副作用较大，耗散真阴真阳。因此，在活血化淤的同时，补气养阴，培植正气，则正如强劲的春风吹绿大地，荡尽冰雪，推陈致新，万物回春一样。这种治疗策略正是"益气养阴鼓正气，乘风破浪化淤血"。

举例如下：

某女，53岁，因胸闷、憋气、剧烈胸痛、恶心、呕吐、伴全身冷汗入院，入院后心率达116次/分，血压80/60mmHg，心电图示广泛前壁加下壁心肌梗死伴频发室性早搏，不能平卧，两肺散在干湿性啰音、轻度紫绀，曾在院外给予尿激酶溶栓及静脉点滴肝素治疗，并给予利多卡因、心律平静脉点滴（增加病死率）治疗频发室性早搏。持续静点硝酸甘油，每分钟10～15微克，血压降低到60/50mmHg，脉搏微弱，

全身冷汗。于是在静滴液中加进多巴胺和多巴酚丁胺，血压上升到80/60mmHg，急转我院。转入我院前，首先给予参麦液（补气养阴）静脉点滴和706代血浆100毫升静脉推注5～10分钟，血压明显升高到90/60mmHg，脉搏降低到100次/分，转而有力，故知该病人明显存在血容量缺失。于是给予706代血浆500毫升＋多巴胺＋多巴酚丁胺静脉点滴，渐渐能稳定，两肺散在干湿性啰音消失，血压进一步上升到106/80mmHg。病情稳定后给予卡托普利6.25毫克和倍他乐克12.5毫克一天三次，患者又出现血压降低、呼吸困难和冷汗，考虑该患者仍有低血容量和心功能不全，于是给予补气养阴、活血化淤中药黄芪、柴胡、丹参、党参、麦冬、五味子、赤芍、川芎、红花等，用药3天后病情稳定，继续增加卡托普利和倍他乐克用量，并给予双氢克尿塞12.5毫克一天一次、安体舒通20毫克一天一次，入院后第10天心率达到70～80次/分，血压升116/80mmHg，病情稳定出院。

某男，64岁，5年前患急性广泛前壁心肌梗死，不能平卧，两肺满布干湿啰音，颈静脉怒张，肝大、压痛，经用肠溶阿斯匹林、舒降之、消心痛、依那普利、地高辛、双氢克尿塞等可平卧，但心力衰竭仍未控制，左心室舒张期末内径75mm，左心室收缩期末内径64mm，左室射血分数仅25%，FS15%。于是加用比索洛尔一天1.25毫克，每1～2周增加一次剂量1.25毫克，一直加用到一天7.5毫克、10毫克，患者心率仍达80～100次/分，但收缩期血压降至80～90mmHg。这时即增加补气养阴，益气通阳，活血化淤中药柴胡、丹参、黄芪、桂枝、白术、茯苓、党参、麦冬、五味子、甘草等。服上述中药后，病人收缩期血压稳定在90～100mmHg左右，手足温暖，脉搏有力，感到有气力。于是持续应用中药补气养阴，益气升阳，活血化淤，收缩期血压维持在100～100mmHg以上，比索洛尔增量至一天12.5毫克。经过1年治疗，患者可上下4～5层楼，无心慌气短，2-D心脏超声检查，左心室舒张期末内径已达51mm，左心室射血分数已达62%。表明采用中药补气养阴，益气升阳和活血化淤中药治疗可能有助于改善左室重构，改善心肌收缩性能和心力衰竭。

某男，50岁，因发作性胸痛、胸闷、憋气10天，胸痛加重5天，剧烈胸痛、恶心、呕吐，伴全身冷汗4小时，以急性广泛前壁加下壁心肌梗死入院，患者有高血压史10年，最高达160/100mmHg。入院后心率106次/分，血压140/100mmHg，随后进行冠状动脉造影显示，左主干钙化；前降支第一对角支后100%闭塞，行PCI治疗；回旋支弥漫性90%狭窄；右冠状动脉弥漫性50%～90%狭窄。术后2天，患者血压降低至80～90/60mmHg，不能平卧，两肺散在干湿性啰音、轻度紫绀，持续静点5%葡萄糖＋多巴酚丁胺＋多巴胺＋硝酸甘油，仍脉搏微弱，全身冷汗。于是给予参麦液（补气养阴）静脉点滴，血压明显升高到90/60mmHg以上，脉搏降低到80～90次/分，转而有力。于是给予患者补气养阴、活血化淤中药黄芪、柴胡、丹参、党参、麦冬、五味子、赤芍、川芎、红花等，用药3天后病情渐稳定，两肺干湿性啰音消失，血压进一步上升到106/80mmHg。病情稳定后给予他汀类降脂药、肠溶阿司匹林、螺内酯、双氢克尿塞、培哚普利2mg/d和倍他乐克12.5毫克一天三次。2-D心脏超声显示，左心室舒张期末内径65mm，左心室收缩期末内径53mm，左心室射血分数37%。患者曾几次出现血压降低、呼吸困难和冷汗，考虑心功能不全，继续给予补气养阴、活血化淤中药黄芪、柴胡、丹参、党参、麦冬、五味子等，并逐渐加大倍他乐克用量至200mg/d，病情稳定，心脏功能好转出院。

某男，60岁，15年前胸痛、憋气，曾患广泛前壁心肌梗死，2型糖尿病。3年来活动后胸痛、气短，不能平卧加重5天住院。查体心率90次/分，心律绝对不整，为房颤律，血压110/70 mmHg，巩膜轻度黄染，不能平卧，两肺呼吸音粗，肝区叩击痛，2-D心脏超声显示，左心室舒张期末内径（LVEDD）68mm，左心室收缩期末内径（LVESD）61mm，左心室射血分数（LVEF）21%，短轴缩短率（FS）7%，提示缺血性心肌病、心力衰竭和房颤。入院后给予升阳益气，活血化淤中药黄芪、柴胡、丹参、当归、川芎、红花、党参、麦冬、五味子、桂枝、白术、茯苓、甘草等。并给予肠溶阿司匹林75毫克一天一次，安体舒通20毫克一天二次，双氢克尿塞25～50毫克一天一次，培哚普利4毫克一天一次，并给予地高辛0.125毫克一天一次，患者很快可以平卧，并行冠脉造影及支架治疗。术后持续应用升阳益气，活血化淤中药，患者心慌气短明显好转，然后加用倍他乐克由6.25毫克一天二次，以后渐加至一天200毫克，3个月后，LVEDD降至66mm，LVESD降至54mm，LVEF升至37%，患者明显好转，再无心力衰竭发作，现在心脏正逐渐缩小。

诗云："风雨送春归，飞雪迎春到"。

在冠心病不稳定型心绞痛和急性心肌梗死的情况下，病人剧烈胸痛、呼吸困难、口唇紫绀、血压降低、脉搏微弱、生命垂危，这时采用阿司匹林、氯吡格雷、肝素等治疗有显著疗效。实际上，这也是"活血化淤"治疗。

若配合扶助正气的中药，如应用黄芪、柴胡、党参、麦冬、五味子等药物益气养阴，桂枝、白术、茯苓、甘草健脾通阳，就恰如"风雨送春归，飞雪迎春到"一样，将使冠心病心绞痛和急性心肌梗死的治疗"春风化雨，乘风破浪"，使"活血化淤"治疗获得更强的祛淤生新作用。

（刘坤申）

46 疏肝理气除胸痹，定悸除烦心脏安

黄帝内经《素问·痹论篇》云："凡痹之客五脏者，肺痹者，烦满喘而呕；心痹者，脉不通，烦而心下鼓（鼓动，心悸之意），暴上气而喘，嗌（咽）干，善噫，厥（晕厥）气上（上焦，指胸部）则恐；肝痹者，夜卧则惊，多饮数小便，上为引如怀（胸腹涨，如怀孕之意）……脾痹者，四肢解（懈）堕，发咳呕汁，上为大塞（上焦痞塞之意）……"。

上述症状与汉代名医张仲景在《金匮要略》中描述的"胸痹"相似："胸痹之病，喘息咳唾，胸背痛，短气……胸痹，心中痞气，气结在胸，胸满胁下逆抢心……心中痞，诸逆心悬痛……心痛彻背，背痛彻心……"。

诗云："不识黄山真面目，只缘山在云雾中"。

上述两部经典著作描述的"胸痹"，千百年来一直"云山雾绕"。经过现代医学的研究，终于揭开"胸痹"神秘的面纱，它既涵盖了冠心病心绞痛、心肌梗死和心力衰竭，又涵盖了心血管神经症，可能还涵盖主动脉夹层、颈椎病、肺动脉栓塞。但是，胸痹中主要构成人群是心血管神经症和冠心病。

心血管神经症为何病？19世纪60年代，正值美国南北战争期间，Da Costa 发现一组以"心悸、胸闷、胸痛、呼吸困难、焦虑不安"为主要表现的临床综合征，将其命名为"易激惹的心脏"。其后第一次世界大战期间，Lewis 在英国士兵中发现类似的临床综合征，命名为"士兵心"。两次海湾战争期间及战后，在中东居民及美英士兵中也出现大量类似综合征的患者，命名为"海湾战争综合征"。

这种综合征不仅见于战争期间及战后，由于生活节奏加快，岗位竞争激烈、工作和学习压力增大，使这种综合征如

火如荼地爆发开来。分别被命名为"家庭主妇综合征"、"疲劳综合征"、"奋力综合征"、"劳力综合征"、"植物神经功能紊乱"、"神经血循环衰弱"、"神经衰弱"、"癔病"、"神经症"、"心脏神经症"、"心血管神经症"等;部分患者的更年期综合征实际也是"神经症"。

最近,根据中国精神病学疾病分类(CCMD-3)分类标准,此综合征患者称为"神经症"。以心血管系统为主者,称为"心血管神经症"。根据临床表现不同,在"神经症"中再分为"躯体形式障碍"、"躯体化障碍"或"躯体形式自主神经紊乱"。该综合征患者多数表现为焦虑、少数表现抑郁或焦虑抑郁并存。

中医治疗本症很有疗效。如日本喜多明敏采用加味逍遥散(柴胡、芍药、苍术、当归、茯苓、栀子、丹皮、薄荷、生姜、甘草)治疗,对情感症状有很好疗效,有利于控制易激惹、敏感、焦虑、愤怒等情感症状;而柴胡加龙骨牡蛎汤(柴胡、半夏、桂枝、铅丹、茯苓、黄芩、大枣、人参、龙骨、牡蛎、生姜、甘草)则主要改善躯体症状和自主神经症状,如胸痛、胸闷、疲乏、无力、心悸、气短、头痛、头晕、眩晕等,则偏向治疗焦虑症状;尾崎哲等发现小建中汤或黄芪建中汤(桂枝、芍药、生姜、大枣、甘草、黄芪等)适合治疗脾胃虚寒等所致的上腹痞满、腹胀、腹痛、嗳气等躯体症状。温胆汤(半夏、陈皮、茯苓、枳实、竹茹、甘草)则偏重平胃降逆、涤痰蠲饮、定悸除烦,用于调节大脑神经及自由神经功能,对于改善睡眠也有良好作用;而小柴胡汤(柴胡、黄芩、党参、半夏、生姜、大枣、甘草)则偏重于治疗邪客少阳的疾病,如往来寒热,头晕目眩,胸肋胀满,口苦咽干等,治疗自主神经功能失调和肝胆系统紊乱有较好疗效;半夏厚朴汤(半夏、厚朴、茯苓、生姜、苏叶)和越鞠丸(川芎、苍术、神曲、香附、栀子)则重在开郁行滞,治疗抑郁引起的消化系统症状；半夏泻心汤（半夏、黄连、黄芩、干姜、党参、大枣、甘草）则在治疗上腹痞满，恶心、呕吐，主要功能是宣通气机，降阳和阴，而旋复花代赭石汤同样用于宣通上腹痞满，和阴降阳。凡此种种，中医治病必须辨证论治，一般不采用统一的方剂。

举例如下：

某女，32岁，半月前患"感冒"，随之出现胸闷、憋气、胸痛、大汗、手足冷、严重呼吸困难，心电图为窦性心动过速伴偶发室性早搏，以"急性病毒性心肌炎"转入我院。患者平素体健。入院后查体：体温36.5℃，脉搏106次/分，血压110/70mmHg，呼吸26～40次/分，心律整齐，无杂音，两肺呼吸音清，无紫绀，血氧饱和度98%～100%，可平卧。患者的血常规及生化检查全部正常，2-D心脏超声未见异常。发作时抬肩大喘，极度胸闷、胸痛、呼吸困难，呼吸深大，达到40次/分，两肺呼吸音清，像风箱一样呼呼作响，脉沉而细弱，脉搏达到110次/分，并伴有大汗、手足冷、4肢抽搐，严重时"意识丧失"。曾经给予静脉点滴黄芪、维生素C、极化液（GIK液）、葡萄糖酸钙＋暗示疗法，并用镇静、吸氧、催眠、针灸、按摩等，患者依然发作频繁。临近春节，家属极为着急。于是请精神卫生科会诊，诊断为癔症发作，建议采用暗示疗法。家属坚决反对此诊断，反对转精神卫生科治疗，认为系感冒后发生"心肌炎"，不能耽误心脏病治疗。

我看过病人，劝家属和患者不要着急，有好办法可治。此病人系阳虚外感、中气下陷也，乃张锡纯所谓"胸中大气下陷"也。李东垣的补中益气汤和张锡纯的升陷汤可治。我"师其法，而不泥其方"。于是给予患者处方如下：柴胡为君12g，黄芪为臣20g，两者合用升阳举陷，党参10g，白术8g，茯苓8g，健脾益气，白芍8g敛肝阴、辅佐柴胡疏达肝气；另加龙骨、牡蛎定悸除烦，桂枝收敛元阳；再加麦冬、五味子生津养阴；甘草和诸药。此方服下一剂则好，3剂服过即出院。

某女，52岁，发作性胸闷、憋气、胸痛、心悸、呼吸困难已经20余年，曾在北京某医院做冠状动脉造影正常，心电图为广泛ST-T改变，以"胸闷待查"入院。患者平素血压稍高。入院后查体：体温36.5℃，脉搏86次/分，血压130~150/80~90mmHg，呼吸26次/分，心律整齐，无杂音，两肺呼吸音清，无紫绀，血氧饱和度98%。患者的血常规及生化检查全部正常，2-D心脏超声未见异常。发作时胸闷、胸痛、心悸、呼吸困难约10~30分钟，偶伴有出汗、手足冷。患者处于更年期，但是已经有20年病史，足以证实患者不是更年期综合征。于是给予患者比索洛尔（博苏）一天5毫克降压并控制心悸，并处方如下：柴胡为君10g、白芍8g疏肝敛阴；半夏、龙骨、牡蛎各8g平肝降逆、定悸除烦，桂枝、黄连各5g和解真阴元阳；再加麦冬、五味子生津养阴；甘草和诸药。此方服下3剂则好，再加丹参、元胡、红花等活血化淤药继续治疗，好转出院。

此例和上例明显不同，病情缓而长，为肝郁气滞。气滞则血淤，故重在疏肝理气，和解阴阳，并活血化淤。类似这种病人，我治过千百例。像上述两病人很常见。应根据病人的具体情况，活用其方，效果才能真正显著。

根据我们的多年临床实践发现，实际神经症的主要病机为肝郁气滞，肝气郁结，气血凝滞，阻塞气机。因此，清阳不能上升，浊阴不能下降，上扰神明，下阻上中下三焦气机，故造成心悸、胸闷、胸痛、呼吸困难、头痛、头晕、眩晕、焦虑不安、恶心、呕吐、腹胀、腹满为主要表现形式的临床综合征。肝气郁结则导致气血凝滞，使清阳不能上升，浊阴不能下降，阻塞气机则胸闷、憋气、胸痛、呼吸困难；清阳不能上升则头晕目眩，失眠不寐，耳鸣眼花；浊阴不能下降则上腹胀满，吞酸嗳腐，嗳气噫气等自然形成。

  该类中药治疗心血管神经症极为有效，用于治疗冠心病心绞痛，同样疗效不俗。因为该治疗方案首先启动气机，使"死水"变"活"。尤如撼动一株大树，既要推之，又要拉之，也要摇之，更要拔之。既要鼓舞阳气，又要涵养阴气（收敛气血津液），更要平秘阴阳，宣通营卫气血。这样，肝气郁结可开，气血凝滞可通，阴阳失衡可除，全身营卫气血则可正常循行敷布，则"阴平阳秘，精神乃治"也。

（刘坤申　戚国庆）

第八部分 冠心病防治与养生

随着步入老龄社会,冠心病与其他相关疾病日渐增多,冠心病危险因素日渐增多,正确处理和解决这些问题,将创造和谐的康复环境,使病人提高生活质量,延年益寿,防治疾病。

古语云:"三分吃药七分养",可见养生之重要。

47 冠心病与其他相关疾病

冠心病伴发其他疾病，使冠心病和相关疾病的诊治"云山雾绕"，常使疾病误诊或漏诊，长时间延误治疗。这正是"不识黄山真面目，只缘山在云雾中"。

冠心病与抑郁症、焦虑症

冠心病患者往往伴发焦虑症和抑郁症，既加重冠心病病情，又使焦虑症和抑郁症隐身其中，"浑水摸鱼"，不易鉴别。这是一个严重的社会-心理-医学问题。临床研究显示，冠心病人群中伴发焦虑障碍者约占50%，伴发抑郁障碍者约占37%，焦虑加抑郁合并存在者约占27%。因此，关注心脏科的精神卫生问题，迫在眉睫。焦虑症表现为胸痛、胸闷、憋气、心悸、气短、呼吸困难等很容易与冠心病相混淆；而情绪低落、睡眠障碍、疲乏无力、过分担心、情绪低落，甚至自杀倾向等抑郁症的表现，又很容易被忽视，并延误治疗。

对于疑及患有焦虑症和抑郁症的患者，可到心内科或精神卫生科采用90项症状自评量表（SCL-90）、焦虑自评量表（SAS）和抑郁自评量表（SDS）进行自我评定；或由医生采用汉密尔顿焦虑量表（HAMA）和汉密尔顿抑郁量表（HAMD）等量表进行量化评定。如果积分超过相应的界点，可以初步判断患有焦虑症和/或抑郁症，或具有焦虑或抑郁倾向。对于明显心境不好的患者，千万要找医生"拨开迷雾见晴天"。医生可按不同情况给予相应的心理和药物治疗。5-羟色胺再摄取抑制剂有明显疗效，我们采用中西医结合治疗疗效显著，见"疏肝理气除胸痹，定悸除烦心脏安"。

冠心病与甲状腺功能异常

原发性甲状腺功能减退（甲减）起病隐袭，易误诊为心血管疾病，因甲减时胆固醇增高，老年患者易并发冠心病。典型甲减表现为：疲乏无力、表情淡漠、语言迟钝、舌大声重、皮肤粗糙、心音低钝、心包积液、性欲减退或闭经、嗜睡、怕冷、水肿、脱发等，心电图为心动过缓伴ST-T改变，疑及甲减时及时查甲状腺功能，即可早期防治本病。采用甲状腺激素替代治疗即可治愈本病。

甲状腺功能亢进（甲亢）是常见的内分泌疾病，女性发病远高于男性，以心悸、手颤、多汗、突眼、多食、消瘦、失眠、多梦、心动过速、大便次数增多、甲状腺肿大和高代谢症候群为特征。根据甲状腺功能异常即可诊断本病。

值得注意的是，甲亢易并发冠心病，主要因为高水平的甲状腺素刺激冠状动脉痉挛，容易发生变异型心绞痛或心肌梗死。另外甲亢易并发心力衰竭和房颤。甲亢的治疗，年轻患者可用抗甲亢药物，而老年患者可以采用放射性同位素治疗。

冠心病与颈椎病

冠心病与颈椎病均是老年患者的常见病，两病并存十分常见。颈椎病包括骨质增生刺激脊神经根的症状和颈椎间盘突出压迫椎管的症状，往往表现"脊背灼痛似火煎，肩臂辐射像放电，心区闷痛又麻酸，常与冠心难分辨"。鉴别两者需要冠状动脉造影和颈椎（胸椎）X线和CT检查。

冠心病与女性更年期综合征

更年期综合征发生于女性更年期或稍后，这时女性易并发冠心病，更年期综合征的临床表现和治疗见"疏肝理气除胸痹，定悸除烦心脏安"一节，真正与冠心病鉴别需要冠状动脉造影。

老年心血管病

老年人极易并发多种心血管病,如冠心病、中风、肾动脉硬化、周围血管病、肺动脉栓塞等。在治疗冠心病的同时,必须注意防治多种心血管病危险因素,如高血压、糖尿病、高脂血症、肥胖或超重等。老年人更应"防重于治"或"防治结合",用药量适当减少,用药前注意权衡利弊。

(戚国庆 夏岳 刘坤申)

48 积极防治冠心病的等危症——糖尿病

糖尿病是指空腹血糖超过7.0mmol/L（126mg/dl）或餐后2小时或任何时点血糖超过11.1mmol/L（200mg/dl）。它是一种全身性糖代谢紊乱性疾病，容易引起冠心病和其他心血管病，包括卒中、肾动脉硬化和周围血管病，这是不争的事实。

在芬兰进行的2型糖尿病7年随访结果表明，糖尿病与非糖尿病患者相比，冠心病发病的危险性，男性高出3～4倍，女性高出8～11倍。更为重要的是，无心肌梗死而有2型糖尿病的患者，通过7年随访，其心脏事件的发病率与有心肌梗死而无2型糖尿病的患者相似，因此美国国家胆固醇教育计划将2型糖尿病列为冠心病的等危症。

糖尿病使冠心病发病率增高的原因尚不十分清楚。多数学者认为，肥胖、高血压、高脂蛋白血症、高血糖、高纤维蛋白原血症等，这些组成代谢综合征的各个要素密不可分。肥胖使胰岛素的作用被削弱，即产生胰岛素抵抗，为了保证血糖水平正常，胰岛β细胞必须分泌超过正常人几倍，甚至几十倍的胰岛素，形成高胰岛素血症，但最终又进一步导致了血糖升高，血甘油三酯水平升高，HDL-c降低，血浆纤维蛋白原升高，这无一不是动脉粥样硬化的促进因素。同时，胰岛素本身也有促进动脉粥样硬化的作用。因此，口服磺尿类或注射胰岛素等使血浆胰岛素水平提高，可能加重动脉粥样硬化病变的进展。对于代谢综合征，只有二甲双胍和噻唑烷二酮类药物（TZDs）罗格列酮（文迪雅）证实可降低心血管病发病率和死亡率。

"管中窥豹，可见一斑"，2型糖尿病与心血管疾病之间的内部联系，CARDS试验是最好的例证。CARDS试验共入选

40～75岁无心脏病、无脑卒中史的2型糖尿病患者2838例，LDL-c ≤ 160mg/dl，甘油三酯 ≤ 600mg/dl，至少有一项冠心病的其他危险因素，包括：吸烟、高血压、视网膜病变、微量白蛋白尿或大量白蛋白尿，随机给予阿托伐他汀10mg/d或安慰剂，试验原计划进行4年，提前2年结束。主要事件包括心血管死亡、非致死性心肌梗死、脑卒中、心脏复苏及冠脉血运重建术。阿托伐他汀干预治疗使心血管事件下降37%（$P < 0.0001$），急性冠心病事件下降36%（$P = 0.002$），脑卒中下降48%（$P = 0.002$）。CARDS试验表明，胆固醇和LDL-c代谢异常是糖尿病与冠心病之间的桥梁，即使对于无心血管病，而有至少一项糖尿病以外的其他危险因素的患者，采用阿托伐他汀积极降脂，糖尿病的主要死因——心血管病死亡是可防可治的。因此，无论LDL-c水平如何，采用他汀类积极降脂，应是2型糖尿病防治心血管病死亡的首要措施。

糖尿病与高血压常是相互伴生的"姐妹病"。流行病学调查结果表明，约有70%～80%的糖尿病患者合并有高血压。同时，也有相当多的高血压病人患有2型糖尿病。这类病人很容易发生冠心病、脑血管病，肾脏并发症和视网膜病变。

英国糖尿病前瞻性研究（UKPDS）是影响全球的世纪性研究，通过10年研究，得出结论，强化控制血糖显著降低了糖化血红蛋白（HbA1c）7.0%：7.9%（$P<0.0001$），糖尿病相关的死亡降低10%，全病因死亡降低6%，这两者均无统计学意义；强化控制血糖仅使心肌梗死产生了边缘性的降低（$P = 0.052$），对于全病因死亡和心血管病死亡，则无显著获益。但是，在超重病人接受二甲双胍干预治疗者比常规控制血糖者，死亡率降低36%（$P = 0.011$），并且心肌梗死的发生率显著降低39%（$P = 0.01$）。然而，强化控制血压显著降低了糖尿病相关的死亡危险32%（$P = 0.019$）；显著降低

了任何糖尿病相关终点的死亡危险24%（$P = 0.00046$）；显著降低了卒中的死亡危险44%（$P = 0.013$）；降低了心肌梗死的危险21%。并且，显著降低了大血管病（包括心肌梗死、猝死、卒中和周围血管病）的综合危险34%（$P = 0.019$）；显著降低了心力衰竭的危险56%（$P = 0.0043$）。随访到7.5年时，强化控制血压组心电图上Q波异常（Q波是心肌梗死的标志）降低了48%（$P = 0.007$）。卡托普利和阿替洛尔在降低血管病单一终点和复合终点方面等效。

糖尿病高血压患者需要联合应用两种以上降压药以达到血压<130/80 mmHg的目标血压，有微量蛋白尿时使血压降至<125/80mmHg，有大量蛋白尿时使血压降至≤120/80mmHg。

卡托普利等ACEI类和氯沙坦、缬沙坦、厄贝沙坦等ARB类药物，是治疗糖尿病合并高血压的安全有效的首选药物。这类药物有辅助降血糖作用，降低胰岛素抵抗，可以增加肾血流量，减少蛋白尿，特别适用于高血压合并有糖尿病肾病的患者。大部分钙拮抗剂以常规剂量使用时，对糖代谢也无不良影响，且可降低血总胆固醇、甘油三酯，增加高密度脂蛋白，具有保护心肌与抗动脉粥样硬化作用。因此，糖尿病合并高血压的患者也可选用。

此外，糖尿病患者并发冠心病时，冠心病的某些临床症状出现较迟或被掩盖，更应引起临床医生的重视。因为糖尿病性神经病变可累及神经系统的任何部分，特别是神经末梢，使痛阈升高。即使发生了严重心肌缺血，疼痛较轻微或不典型，甚至没有心绞痛症状，无痛性心肌梗死发生率增高，而且休克、心力衰竭、猝死的发生率也增高，心肌梗死后预后较非糖尿病患者明显严重得多。

糖尿病合并心功能不全者和左室肥厚的患者，血清脑钠肽（BNP）水平升高，其阳性率达96%。采用组织超声多普勒成像（TDI）可早期发现心肌肥厚和心功能异常。可见，临床上 BNP 和 TDI 可以早期对糖尿病心血管病的情况进行评估。在心力衰竭患者中，糖调节受损发生率达40%，糖化血红蛋白（Hba1c）每升高1%，心衰发生的危险可增加8%~15%。糖尿病合并心衰的发生率明显高于非糖尿病合并心衰者。糖尿病心衰与冠心病、糖尿病心肌病和自主神经病变有关，高血糖可导致氧化应激，使甘油三酯和蛋白激酶C激活，促使转化生长因子-β（TGF-β）表达增加，纤维组织增生，心肌增厚变硬，心室充盈受阻，心肌收缩力降低。因此，防治糖尿病、高血压和多种心血管危险因素至关重要。

动脉粥样硬化是一种炎症过程，约需20~30年才由泡沫细胞、脂纹进展为粥样斑块。该过程中始终存在内皮功能异常，NO产生减少，内皮素产生过多，这些会导致内皮障碍。内皮功能异常可见于糖尿病前期和糖尿病期，在此过程中，粘附因子、单核细胞趋化因子、细胞炎症因子、生长因子等使循环中单核细胞、血小板与内皮细胞和平滑肌细胞相互作用，通过活性氧和活性氮等影响多条代谢途径，最终导致大心血管并发症和眼、肾、神经病变等微血管病变。游离脂肪酸过多也可通过甘油三酯和蛋白激酶C以及核转录因子等使超氧阴离子产生过多，它还与NO作用，生成大量过氧化物，造成内皮损害和功能异常，为动脉粥样硬化奠定基础。这样，氧化应激将胰岛素抵抗、胰岛B细胞功能减退与糖尿病、代谢综合征和动脉粥样硬化联系在一起，炎症成为共同的土壤。

临床和基础研究表明，胰岛素增敏剂罗格列酮不仅改善血糖的控制，还能降低炎症标志物——C-反应蛋白（CRP）和白细胞介素-6的水平。罗格列酮与他汀类合用时，LDL并不发生额外的降低，但是小而密的LDL向大颗粒的LDL转化，使小而密的LDL降低了50%。有作者认为，这种抗炎作用和脂质转化作用可能在防治动脉粥样硬化进展中发挥重要作用。

"长江后浪推前浪，一代新人换旧人"

在糖尿病动脉粥样硬化的防治中，胰岛素增敏剂罗格列酮已经初现曙光。

（刘超 刘坤申）

49 筑牢预防冠心病的三道防线

黄帝内经云,"上工治未病"。

在这里,"上工"就是良医,"未病"即未发病之意,良医治病应预知疾病的变化规律,早防早治,未病先防,防病为先。

史记记载的我国名医扁鹊诊治齐桓侯的故事,同样为我们树立了"上工治未病,早防早治,防病为先"的典范。现抄录如下:

扁鹊过齐,齐桓侯客之。入朝见,曰:"君有疾在腠理,不治将深。"桓侯曰:"寡人无疾",扁鹊出。后五日,扁鹊复见,曰:"君有疾在血脉,不治恐深",桓侯曰:"寡人无疾"。扁鹊出,桓侯不悦。后五日,扁鹊复见,曰:"君有疾在肠胃间,不治将深。"桓侯不悦。后五日,扁鹊复见,望桓侯而退走。桓侯使人问其故,扁鹊曰:"疾之居腠理也,烫熨之所及也;在血脉,针砭之所及也;其在胃肠,酒醪之所及也;其在骨髓,虽司命无奈之何。今在骨髓,臣是以无请也。"后五日,桓侯体病,使人召扁鹊。扁鹊已逃去,桓侯遂死。

司马迁写道:"使圣人预知微,能使良医得早从事,则疾可已,身可活也。"

2000多年前战国时代的名医扁鹊,虽然没有奋力抢救,倾心救治,但是给我们树立了"使病人预知微,使良医早从事,使疾病早防治,则疾病可得到预防和治疗,身体可得到康复"的哲理和典范。

"昔日王谢堂前燕,飞入寻常百姓家"。

随着我国经济增长,膳食结构发生改变,帝王将相家"骄奢淫逸，膏粱厚味伤人性命，致人早死"的心脏事件，在当今百姓家已屡见不鲜，其实，这就是不良的生活方式和膳食结构导致早发心血管疾病致死。

目前，吸烟、摄食过多、饮食结构不合理、运动过少等不健康的生活方式在城乡流行，这使得冠心病和其他心血管病发病率与日俱增。据专家预测，每10个心肌梗死有9个可被易查易控的9个因素所预测。这九个危险因素包括：血脂异常、吸烟、糖尿病、高血压、腹型肥胖、饮食缺乏蔬菜水果、缺少运动、紧张（以上8个为不利因素）和少量饮酒（保护因素）。只要做好戒烟、降低血压和控制高胆固醇，每6个心肌梗死中有5个可预防。

其实，远在心肌缺血和心脏猝死之前，冠心病和动脉粥样硬化血管病的形成过程已经走过漫长的岁月。因此，完全可以实施"良医治未病"的策略进行预防，建立冠心病预防的三道防线。

冠心病的初级预防

主要是对有早发冠心病和心血管病（男性＜55岁，女性＜65岁发病）家族史的孩子进行危险因素预防，注意养成良好的生活习惯，防范危险因素的出现，防患于未然。其实，冠状动脉粥样硬化的初始改变——脂纹始于幼儿，在冠心病危险因素作用下，幼儿的动脉开始出现内皮损伤和内皮细胞功能障碍，随之出现动脉粥样硬化的早期改变——脂纹。这时只要预防危险因素的出现，动脉粥样硬化的早期改变完全可防、可治、可逆转。冠心病的危险因素主要包括高血压、高血脂（高胆固醇血症和高密度脂蛋白胆固醇水平过低）、吸烟、糖尿病、超重、肥胖、运动过少等。这些危险因素对发病的影响是相乘的，它使发病率和死亡率成倍数增加。

冠心病的一级预防

一级预防是指患者已患有危险因素，预防目的是预防冠心病发病。如已有高血压、吸烟和高血脂症，但无冠心病表现，这时要尽最大努力消除或避免这些危险因素，以减少或避免危险因素的损害，延迟或避免冠心病发病。冠心病发病包括心绞痛、心肌梗死或心脏猝死。采用治疗性生活方式改良和他汀类药物降低低密度脂蛋白胆固醇是冠心病一级预防的重要目标，这时，建议降低LDL-c＜130mg/dl，也可选择＜100mg/dl。

冠心病的二级预防

二级预防是患者已患有冠心病、冠心病等危症，包括糖尿病、临床或亚临床的动脉粥样硬化、外周血管病或脑血管病。这时预防的目的是"防事件"，即防止出现"心脏事件"。心脏事件包括不稳定型心绞痛、致命或非致命的心肌梗死、心脏猝死、心力衰竭、心肌血管重建术（PCI或冠状动脉旁路术），以及由上述事件导致的心脏事件住院。

冠心病的二级预防，可以用A、B、C、D、E来概括。

A. 为阿司匹林和ACE抑制剂。阿司匹林一天75～150mg，可显著减少冠心病患者心脏事件的发生率25%～30%，并可以使心肌梗死患者减少死亡率30%。在著名的HOPE、AIRE试验中，ACE抑制剂雷米普利使冠心病心肌梗死、中风和糖尿病发病减少20%～32%。

B. 为β受体阻滞剂和控制血压。在已患冠心病的患者，β受体阻滞剂是减少死亡率、提高生存率、减少心力衰竭和心脏猝死发生率的最有效药物，对于防止室速、室颤和心律失常极为有效。在CIBIS-II和MERIT-HF试验中β受体阻滞剂可使心力衰竭时心脏猝死发生率减少42%～44%；控制血压可明显减少心力衰竭发病，减少中风，减少冠心病心血管事件。血压降低20/10mmHg，可使脑中风减少50%，整个心血管事件发病率减半，心力衰竭发病减少30%。

C．为降低血清胆固醇和戒烟，已有多个里程碑性的临床试验证实，他汀类药物降低胆固醇可减少心脏事件30%～50%，减少脑中风27%～47%，并有AVERT试验证实，对稳定的冠心病患者采用强力降脂，对于减少心脏事件发病的疗效可以挑战心脏介入治疗。控制吸烟可使冠心病心脏事件发病减少1/2。

D．为进行治疗性生活方式改良和控制糖尿病。根据美国国家胆固醇教育计划建议，每天进食脂质占总热量的30%左右，饱和脂肪（动物脂肪）小于总热量的7%，多不饱和脂肪占总热量的10%，单不饱和脂肪占20%。应多进食新鲜蔬菜和植物纤维，并控制总热量，多多运动，减轻体重。另外，要控制糖尿病，除胰岛素和降糖药外，控制总热量，多多运动，减轻体重非常重要。

E．为运动和健康教育。运动可以减轻体重，可以降压、降脂、防癌、控制肥胖、控制糖尿病、改善内皮功能，防治动脉硬化性心脏病和脑血管病。运动防病的机制之一是控制肥胖，减轻胰岛素抵抗。生命在于运动，每个健康人或冠心病人都应进行有氧运动或症状限制性运动，病人运动时达到目标心率（170－年龄），每天运动30分钟，每周运动至少5次。

最近，胡大一教授倡导构筑冠心病和动脉粥样硬化的六条防线：第一条防线是防危险因素（初级预防）；第二条防线是防冠心病发病（一级预防）；第三条防线是防心脏事件（二级预防）；第四条防线是防后果，即已经发生心脏事件，但争取开通闭塞的冠状动脉，挽救心肌，挽救生命；第五条防线是防复发，防止心肌缺血和心脏事件复燃；第六条防线是预防心室重构和心力衰竭。

冠心病发病愈演愈烈，大力推行健康的生活方式、改善膳食结构势在必行。根据美国疾病预防控制中心的预测，单靠药物治疗要使美国人平均寿命延长1年，需要上百亿到上千亿美元，而采用健康的生活方式可使美国人平均寿命轻易延长10年。足见冠心病的预防采用健康生活方式十分重要。

（刘坤申）

50 冠心病人的修身养生之道——缓解心身紧张的减压术

我国战国时期著名哲学家庄子（庄周）提出"忘物、忘天、忘己"的哲学思想。他认为，世人难以入"逍遥"，关键在于总是求索外物，故应该首先"忘物"，然后还要"忘天"（自然界）、忘己。这样，使人既不滞于客观世界，又不滞于主观世界，人的全部心身与"大道"（自然规律）合一，就可享"逍遥"之福了。

在长期与心脏病斗争中，我将古语"寡欲心常泰，无求品自高"改为"寡欲心常泰，无求身自安"，并经常介绍给经我诊治的心脏病人。尤其对于冠心病和心血管神经症病人更是至理名言。

无疑，冠心病病人应注意修身养性，不急不躁，在生活中遵循维多利亚宣言的原则；即"合理膳食，适量运动，戒烟戒酒，心理平衡"。

冠心病轻-中度心力衰竭病人，通过服用现代心力衰竭治疗指南推荐的治疗方法和治疗药物，可在家庭的风平浪静的良港中，过风平浪静的生活，长时间保持病情稳定，从事轻工作或日常工作。但是，重症心力衰竭病人必须注意克服使心力衰竭加重的危险因素，增强体质，避免感冒、感染，避免奔波劳累，避免大起大落的精神应激和情绪波动，并注意劳逸结合，动静适度。

美国疾病预防控制中心（CDC）专家指出，心血管疾病的防治，50%归因于改变生活方式（戒烟、合理膳食和运动），20%归因于遗传，20%归因于环境因素，10%归因于患者的治疗。这也合乎中国人"三分吃药，七分养"的原则。因此，注意修身养性，改善生活方式大有可为。

对于冠心病病人，要劝其过平静理智的生活，轻松飘逸，像鸟儿一样歌唱，像鱼儿一样遨游。反对骄奢淫逸，烟酒无度，大油大肉，蛋黄鱼籽等吃到脑满肠肥。

内经《素问·四气调神大论篇》写道，"春三月，此谓发陈，天地俱生，万物以荣，夜卧早起，广步于庭，被发缓形，以使志生；生而勿杀，予而勿夺，赏而勿罚，此春气之应，养生之道也"。

冠心病病人正是要以这种活泼向上，好似春天百花盛开的高兴而平静心态处世为人。病人应该七八分饱，二三分饥。应该采用一个稳定的粗茶淡饭的食谱和清淡、简朴、安逸的生活方式。淡字体现少盐，淡字体现少烟少酒，淡字体现少油少脂，淡字同时体现淡薄名利地位和纸醉金迷，淡字体现平平淡淡的生活人生。

冠心病慢性心力衰竭病人常规吸氧没有好处。病人适当运动对于提高生活质量，生命质量，并从运动中获取生活的快感和生命的价值十分重要。也只有运动才能改进体质、增进食欲、增进肌力，使肌肉丰满，避免废用萎缩。同时防止脱钙，防止动静脉血栓形成。冠心病轻度心力衰竭病人，只要不太累，仍可坚持家庭生活的正常化，这对于促进家庭和睦，生活美满，增加生命和生活意义均很重要。

纽约心脏学会（NYHA）分级Ⅰ级、部分Ⅱ级心功能的病人仍可以坚持"1，3，5"的运动原则，即每天运动一次，每次30分钟，运动时心率达到170－年龄（岁），每周坚持运动5天。对于这些病人，推荐柔性的太极拳运动，运动适可而止，量力而行。较重的病人也可采用症状限制的运动方式，即慢动作运动，有症状即停止运动。运动的好处可与药物治疗相媲美，并使ACE抑制剂和β受体阻滞剂增效。运动可以改善内皮功能，增进骨骼肌的代谢。短期研究证实，运动训练使神经内分泌激活下降，心室重构改善，并延缓心力衰竭进展。现有的长期研究提示，运动训练伴随住院率和死亡率下降。实际上，运动伴随的快感和生活乐趣，是缓解紧张和疲劳的良药，规律而和缓的生活节奏和文体活动有助于使人体的生物钟进入律动状态，如春季小河的潺潺流水，令人心旷神怡。

内经《素问·上古天真论篇》对养生做了很好的描述，写道"上古之人，其知道者（即懂得天道，懂得自然法则的人），法与阴阳（即取法阴阳之规律，按规律办事），合于术数（即符合健身之法则），食饮有节，起居有常，不妄作劳（妄作劳，即乱作劳，劳即劳神、劳力、房劳之意），故形与神俱（形体和精神俱佳），而尽终其天年，度百岁乃去。今时之人不然也，以酒为浆（以酒作为饮料，嗜酒无度），以妄为常（以不正常的、反自然规律的生活方式为正常生活方式），醉以入房（醉后行房事），以欲竭其精，以好散其真（淫欲过度，耗损真阴真阳），不知持满（不懂得保持精力饱满旺盛），不时御神（不善驾驭自己的心身精力），勿快其心，逆于声乐（只求得一时心快，陶醉声色犬马），起居无节（生活无节制与约束），故半百（50岁，指早逝）而衰也（故英年早逝）。"

唐代著名诗人李白的"酒文化"，在这里应该批判地接受。其中"借酒消愁，愁更愁"的消极心理和狂吃狂饮的坏习惯，已经造成冠心病、高血压、糖尿病、代谢综合征在全国爆发。他在"将进酒"中写道："人生得意须尽欢，莫使金樽空对月……烹羊宰牛且为乐，会须一饮三百杯……五花马，千金裘，呼儿将出换美酒，与尔同销万古愁！"与此相反，我们应该大力提倡"合理膳食，适当运动，戒烟限酒，心理平衡"。

讲了上述原则，冠心病人的"修身养生之道"自然浮出水面。病人应注意起居有节，食饮有度，劳逸结合，不妄作劳，保持心态平静，过和缓平静的生活，"深居简出"，不浮躁，不张扬，不攀比，知足常乐。并采用低盐、低脂、低热量、高纤维素的清淡素食。

老子曰："故坚强者死之徒，柔弱者生之徒"。老子的"处下处弱，而后可能处上处强"的理念，是冠心病人应遵循的养生哲学。

"凡事预则立，不预则废"，冠心病人应该牢记上篇的"筑牢预防冠心病的三道防线"，防治冠心病危险因素，防微杜渐，防止心脏事件发生。

（刘坤申）

附录1 冠心病人的参考食谱

冠心病是严重威胁人类健康的心血管病,其发病率和死亡率与不良的膳食结构密切相关,只要注意合理膳食,不仅可以维持健康,而且可以预防冠心病发病。

膳食配餐的原则

1. 控制总热量

为了维持热能平衡,防止超重和肥胖,使体重维持在理想范围内,控制热能摄入是防治冠心病的关键环节。高血压病合并糖耐量异常者,应限制每天总热量的摄入。体重超过正常者,应给予低热量饮食;体重低于正常者,适当给予稍高热量饮食,力求使体重接近标准体重。正常成年人每天供给热量应根据患者的体型、劳动量及年龄等情况适当调整。见"冠心病患者的治疗性生活方式改良"。

2. 供给优质适量的蛋白质

适当增加植物蛋白,如大豆蛋白的摄入。蛋白质摄入占总热能的12%左右,其中优质蛋白质占40%～50%,动植物蛋白各占50%。

3. 限制脂肪与胆固醇的摄入量

高胆固醇血症是冠心病的主要危险因素之一。应控制脂肪和胆固醇摄入量,使脂肪摄入总量占总热量的30%以下,其中动物脂肪不超过7%,胆固醇摄入量应限制在每天200毫克以下(很容易超量,每个鸡蛋黄含胆固醇300毫克)。

4. 主要采用复合碳水化合物供给热量

复合碳水化合物以米、面、杂粮等为主,少吃纯糖食品。碳水化合物供给热量应占总热能的50%～60%。

5．多吃水果、蔬菜等供给纤维素和维生素

水果、蔬菜是维生素、矿物质、纤维素和果胶的丰富来源。食物纤维、果胶可以降低肠道对胆固醇的吸收。

6．限制钠盐摄入量

高血压患者食盐摄取量应控制在每天 3~5g。

食物选择及量的限制

每天可食用牛奶或酸奶约250克，脱脂奶不限制，鱼100~150克或瘦肉100克以下，豆制品100克，绿色蔬菜300克，水果100克，粮食300~400克，油1~1.5克，鸡蛋每周2个。应少量多餐，每日4~5餐为宜。避免吃得过饱，防止因饱餐及高脂肪饮食诱发急性心肌梗死。饭菜应清淡、少油腻、易消化。制作时可多采用蒸、煮、拌、熬，少吃或不吃油炸、油煎、油炒等反复油炸的食品。

食谱举例如下，注意每餐后副食量根据个人习惯和体重增减情况调整

食谱1

早餐　牛奶200克，大米粥（含米25克），馒头25克，豆腐拌青菜适量；

午餐　大米饭150克，蒸鱼、炒香菇或白菜、西红柿汤或豆腐汤适量；

晚餐　小米粥（含米25克），馒头50克，葱头炒牛肉（25克）、炒青菜或豆芽适量。

食谱2

早餐　牛奶200克，小米粥（含米25克），花卷25克，煮黄豆拌青菜适量；

午餐　蒸发糕100克（玉米和标准粉各50克），炒鸡丝25克，粉丝熬白菜或西红柿汤适量；

晚餐　大米饭100克，肉末（25克），烧豆腐（100克），炒柿椒土豆适量。

以上食谱均供给热量较少,肉食量已减半,防止冠心病人供给热量过多,肉食过量,过度增加体重,升高血脂。

(周彩霞 刘坤申)

附录2 英文专业词汇略语表

AAI	心房按需起搏
ACC	美国心脏病学会
ACCP	美国胸科医师协会
ACE	血管紧张素转换酶
ACEI	血管紧张素转换酶抑制剂
ACS	急性冠状动脉综合征
ACTION	硝苯地平控释片对于稳定性冠心病的干预研究
AFCAPS/TexCAPS	美国得克萨斯空军预防研究
AFFIRM	房颤心律干预的随访研究
AHA	美国心脏病协会
AIRE	急性心肌梗死患者雷米普利疗效研究
ALT	丙氨酸氨基转移酶
AMI	急性心肌梗死
Ang II	血管紧张素 II
APTT	激活的部分凝血活酶时间
ARB, ARBs	血管紧张素 II 受体拮抗剂
AS	动脉粥样硬化
ASA	美国卒中协会
ASCOT	益格鲁-斯堪地那维亚心脏终点研究
AST	门冬氨酸氨基转移酶
APO-B	载脂蛋白-B
AT1, AT2	血管紧张素 II 1 型受体，2 型受体
AVERT	阿托伐他汀挑战血管重建试验
BMI	体重指数
BNP	血清脑钠肽
CABG	冠状动脉搭桥术
CAPRIE	在缺血性危险患者氯吡格雷与阿司匹林

		比较研究
	CARDS	阿托伐他汀在2型糖尿病患者心血管一级预防试验
	CARE	胆固醇和复发心脏事件研究
	CAST	心律失常抑制试验
	CCBs	长效钙拮抗剂
	CI	心脏指数
	CIBIS-II	心功能不全患者比索洛尔研究-II
	CK	肌酸激酶
	CK-MB	肌酸激酶同功酶-MB
	CLARITY	氯吡格雷辅助再灌注治疗试验
	CM	乳糜微粒
	COMET	卡维地洛或美托洛尔欧洲试验
	COMMIT/CCS-2	中国心脏研究-2
	COPD	慢性阻塞性肺病
	COPERNICUS	卡维地洛前瞻性随机累积生存研究
	Cr	肌酐
	CREDO	氯吡格雷PCI前后干预研究
	CRP	C-反应蛋白
	CTA	冠状动脉CT动脉造影
	cTnI	心肌肌钙蛋白I
	cTnT	心肌肌钙蛋白T
	CURE	氯吡格雷预防急性冠状动脉综合征心脏事件的研究
	DDD	双腔全自动起搏
	ECT	发射型计算机断层照相术
	EDRF	内皮源性血管舒张因子
	ELSA	欧洲拉西地平动脉粥样硬化研究
	ENCORE	硝苯地平和西力伐他汀恢复内皮功能评价
	Ⅱb/Ⅲa受体拮抗剂	血小板膜糖蛋白Ⅱb/Ⅲa受体拮抗剂
	2DE 或 2-D	二维超声心动图

EPHESUS	依普利酮对心肌梗死后心力衰竭疗效和生存率研究
ESBARI	苯那普利治疗慢性肾衰的疗效与安全性研究
ESSENCE	在非 Q 波急性冠状动脉综合征患者皮下注射克赛的疗效和安全性
EUROPA	ACEI 降低稳定性冠心病心脏事件的欧洲试验
ESC	欧洲心脏病学会
ET1	内皮素 1
FFA	游离脂肪酸
FRAXIS	克赛治疗急性冠状动脉综合征研究
FRIC	法安明在急性冠状动脉综合征中干预研究
FRISC	法安明在冠心病不稳定期的干预研究
FRISC-II	法安明在冠心病不稳定期的干预研究 -II
FS	左心室短轴缩短率
GISSI-3	在意大利进行的多个心脏病干预与预防试验
GRACE	急性冠脉事件全球注册登记研究
GREACE	希腊进行的积极降脂减少心脏事件的注册研究
GUSTO	全球心肌梗死溶栓试验
GUSTO-IIb	全球心肌梗死溶栓试验 - IIb
HDL	高密度脂蛋白
HAMA	汉密尔顿焦虑量表
HAMD	汉密尔顿抑郁量表
HbA1c	糖化血红蛋白 A1c
HDL-c	高密度脂蛋白胆固醇
HMG-COA	3- 羟 -3 甲戊二酰辅酶 A
HOPE	心脏病后果预防评价研究
Holter	动态心电图
HOT	国际高血压最佳干预研究
HPS	心脏预防研究
hsCRP	高敏 C- 反应蛋白

ICAM-1	细胞间粘附因子-1
ICD	植入式心脏转复除颤器
IGF-1	胰岛素样生长因子
IDL	中间密度脂蛋白
I L-1 -6 -8	白细胞介素-1 -6 -8
IMT	颈动脉内膜-中层厚度
INR	国际标准化比值
INSIGHT	国际硝苯地平控释片降压干预研究
Inter-Heart	国际心脏研究
ISIS-1,2,3,4	国际心肌梗死生存率研究-1,2,3,4
IVUS	血管内超声检查
KKS	缓激肽系统
LDH	乳酸脱氢酶
LDL	低密度脂蛋白
LDL-c	低密度脂蛋白胆固醇
LIPID	缺血性疾病普伐他汀长期干预研究
LIPS	来适可干预预防研究
LMWH	低分子量肝素
Lpa	脂蛋白a
JNC-7	美国高血压预防、检测、评估、治疗全国联合委员会第7次报告
LVEDD	左心室舒张期末内径
LVEF	左心室射血分数
LVESD	左心室收缩期末内径
MATCH	缺血性卒中患者氯吡格雷与阿司匹林合用疗效与风险的评估研究
MCP-1	单核细胞趋化蛋白-1
MERIT-HF	心力衰竭应用美托洛尔随机干预试验

METs	代谢当量
mg/d	毫克/天
mg/dl	毫克/分升
MIRACL	强化降脂减少心肌缺血研究
mmol/L	毫摩[尔]/升
MMP-9	基质金属蛋白酶-9
MRA	三维磁共振冠状动脉血管造影
MRI	磁共振成像
NCEP ATPIII	美国国家胆固醇教育计划成人组第3次报告
NO	一氧化氮
NYHA	纽约心脏学会
Ox-LDL	氧化低密度脂蛋白
PAI-1	组织型纤溶酶原激活物抑制物-1
PCI	经皮冠状动脉介入治疗
PCI-CURE	PCI氯吡格雷干预研究
PCWP	肺毛细血管压
PDGF-A、-B	血小板源性生长因子-A、-B
PET	正电子发射型计算机体层扫描
PIAF	房颤药物干预试验
PGI2	前列环素
PHS	内科医生健康研究
POST-CABG	冠状动脉搭桥术后降脂干预研究
PPARγ	过氧化物酶增殖体激活受体γ
PROSPER	具有危险因素的老年患者普伐他汀前瞻性研究
PREVENT	氨氯地平对于心血管事件的前瞻性随机评价研究
PROVE-IT	急性冠状动脉综合征患者强化降脂与一般降脂治疗的比较
PTCA	经皮冠状动脉腔内成型术

RACE	持续性房颤控制心率挑战电复律试验
RALES	螺内酯随机评价研究
RAS	肾素-血管紧张素系统或肾素-血管紧张素-醛固酮系统
REVERSAL	强化降脂与一般降脂对冠脉粥样硬化进展的影响
RITA3	不稳定心绞痛随机干预试验
ROS	活性氧
rt-PA	重组组织型纤溶酶原激活剂
SAA	血清淀粉样 A 蛋白
SAS	焦虑自评量表
SCL-90	90 项症状自评量表
SDS	抑郁自评量表
SHEP	老年单纯收缩期高血压降压研究
sLDL	小而密的 LDL
SPECT	单光子发射型计算机体层扫描
4S	斯堪地那维亚辛伐他汀生存研究
S3	第 3 心音
STAF	房颤治疗策略试验
Syst-China	中国老年单纯收缩期高血压干预研究
Syst-Eur	欧洲老年单纯收缩期高血压干预研究
TC	总胆固醇
TC/HDL-c	总胆固醇/高密度脂蛋白胆固醇
^{99m}TcMIBI	^{99m}锝甲氧基异丁异腈
TDI	组织超声多普勒成像
TG	甘油三酯
TGF-β	转化生长因子-β
^{201}TI	^{201}铊
TIA	暂时性脑缺血发作
TIMI	急性心肌梗死溶栓试验
TIMI-IIB	急性心肌梗死溶栓试验-IIB

TLC	治疗性生活方式改良
TNF-α	肿瘤坏死因子-α
TNT	降脂治疗达新目标试验
TUCC	中国重组组织型纤溶酶原激活剂与尿激酶对比研究
tPA	组织型纤溶酶原激活剂
TRACE	群多普利心脏评价研究
TXA2、B2	血栓素A2、B2
TZDs	噻唑烷二酮类药物
UKPDS	英国糖尿病前瞻性研究
VALUE	缬沙坦降压长期疗效评价研究
VCAM-1	血管细胞粘附因子-1
VLDL	极低密度脂蛋白
vWF	血管性血友病因子
WHO	世界卫生组织
WHS	妇女健康研究
WOSCOPS	西苏格兰冠状动脉预防研究
Xa	凝血因子Xa,即凝血活酶

(刘 超)